U0121442

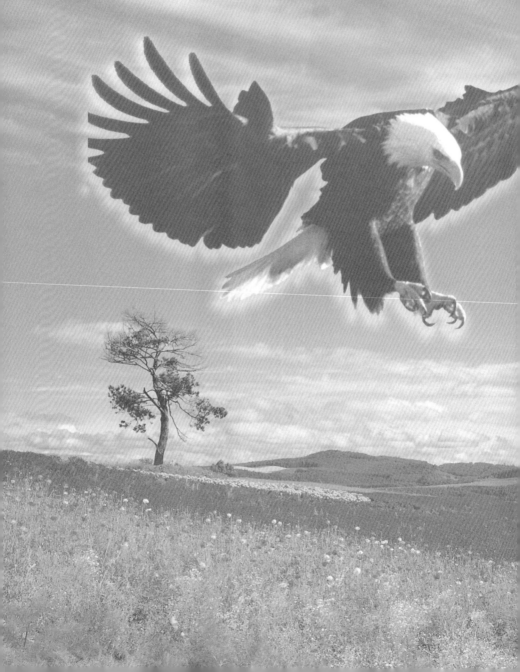

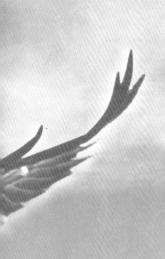

大展好書　好書大展
品嘗好書　冠群可期

國家圖書館出版品預行編目資料

針灸腧穴便覽／羅惠平　汪草原　主編
——初版，——臺北市，大展，2008〔民 97.08〕
面；21 公分 ——（中醫保健站；16）
ISBN 978-957-468-630-8（平裝）

1.針灸　2.經穴
413.91　　　　　　　　　　　　　　97011126

針灸腧穴便覽

ISBN 978-957-468-630-8

主　　編／羅惠平　汪草原

責任編輯／周景雲

發 行 人／蔡森明

出 版 者／大展出版社有限公司

社　　址／台北市北投區（石牌）致遠一路 2 段 12 巷 1 號

電　　話／（02）28236031·28236033·28233123

傳　　眞／（02）28272069

郵政劃撥／01669551

網　　址／www.dah-jaan.com.tw

E - mail ／ service@dah-jaan.com.tw

登 記 證／局版臺業字第 2171 號

承 印 者／國順文具印刷行

裝　　訂／建鑫裝訂有限公司

排 版 者／弘益電腦排版有限公司

授 權 者／湖北科學技術出版社

初版 1 刷／2008 年（民 97 年）8 月

定　價／250 元

前　言

　　針灸是中國醫學的重要組成部分，爲了促進國內外針灸醫學的發展，讓更多的人更方便熟練地掌握針灸基本知識，我們編寫了這本《針灸腧穴便覽》。

　　腧穴是人體臟腑、經絡之氣輸注於體表的特殊部位。腧通輸，有轉輸、輸注的含義；穴是孔隙的意思。腧穴不僅是氣血輸注的部位，邪氣侵入的處所，也是針灸防治疾病刺激點。由針灸對腧穴的刺激以疏通經絡，調和氣血，從而達到防治疾病的功效。

　　本書共分四個單元，一、針灸經絡腧穴文字說明，二、常用針灸歌賦，三、針灸經絡腧穴圖，四、針灸解剖腧穴圖。內共有彩色圖 40 餘幅，按部位分爲體表穴位圖和人體解剖穴位圖，同時輔以相應的文字說明，詳細介紹了 407 個穴位（十四經穴 361 個，經外穴 46 個）的標準定位和國際標準化針灸穴名。

　　可供針灸醫師、醫學院學生及留學生在學習、工作中查閱參考。

4

主　　編　　羅惠平　　汪草原

副主編　　文碧玲　　焦　楊
　　　　　　周仲瑜　　張　瑛

編　　委　　（按姓氏筆畫為序）
　　　　　　丁德光　　文碧玲
　　　　　　余聲文　　汪草原
　　　　　　周仲瑜　　柯　紅
　　　　　　韋　丹　　張　瑛
　　　　　　焦　楊　　羅惠平

目　錄

7

目

錄

針
灸
腧
穴
便
覽

針灸腧穴便覽

一、針灸經絡腧穴
文字說明

(一)十二正經穴、任督二脈穴、經外奇穴

1. 手三陰經穴位

> ### 手太陰肺經穴

【中府】 Zhōngfǔ—LU1 肺募穴

定位：在胸前壁的外上方，距前正中線 6 寸，平第 1 肋間隙，雲門下 1 寸。正坐或仰臥取之。

主治：咳喘、胸中煩滿、胸痛、肩背痛、喉痹。

刺灸法：向外斜刺 0.5～0.8 寸；可灸。

【雲門】 Yúnmén—LU2

定位：在胸前壁的外上方，距前正中線 6 寸，肩胛骨喙突上方，鎖骨下窩凹陷處。正坐或仰臥取之。

主治：咳嗽、氣喘、胸痛、肩背痛、胸中煩熱。

刺灸法：向外斜刺 0.5～0.8 寸；可灸。

【天府】 Tiānfǔ—LU3

定位：在臂內側面，肱二頭肌橈側緣，腋前紋頭下 3 寸處。正坐，上臂自然下垂取之。

主治：氣喘、鼻衄、吐血、癭氣、上臂內側痛。

刺灸法：直刺 0.3～0.5 寸；可灸。

【俠白】 Xiábái—LU4

定位：在臂內側面，肱二頭肌橈側緣，腋前紋頭下 4 寸，或肘橫紋上 5 寸處。正坐上臂自然下垂取之。

主治：咳嗽、氣短、煩滿、上臂內側痛。

刺灸法：直刺 0.3～0.5 寸；可灸。

【尺澤】Chǐzé—U5 合穴

定位：在肘橫紋中，肱二頭肌腱橈側凹陷處。仰掌，微屈肘取之。

主治：咳喘、咯血、潮熱、胸脹、肘臂攣痛。

刺灸法：直刺 0.5～0.8 寸；或點刺出血；可灸。

【孔最】Kǒngzuì—LU6 郄穴

定位：在前臂掌面橈側，尺澤與太淵的連線上，腕橫紋上 7 寸處。微屈肘，掌心相對；或伸前臂仰掌取之。

主治：咳喘、咯血、咽喉痛、肘臂攣痛、痔瘡。

刺灸法：直刺 0.5～0.8 寸；可灸。

【列缺】Lièquē—LU7 絡穴八脈交會穴－通任脈

定位：在前臂橈側緣，橈骨莖頭上方，腕橫紋上 1.5 寸，肱橈肌與拇長展肌腱之間。微曲肘。側腕掌心相對取之。

主治：咳嗽、氣喘、咽喉痛、掌中熱、頭痛。

刺灸法：向肘部斜刺 0.2～0.3 寸；可灸。

【經渠】Jīngqú—LU8 經穴

定位：在前臂掌面橈側，橈骨莖突與橈動脈之間凹陷處，腕橫紋上 1 寸。伸臂仰掌取之。

主治：咳嗽、氣喘、喉痹、掌中熱。

刺灸法：直刺 0.2～0.3 寸；可灸。

【太淵】Tàiyuān—LU9 輸穴、 原穴、脈會穴

定位：在掌側橫紋橈側，橈動脈搏動處。伸臂仰掌取之。

主治：咳嗽、咳血、缺盆中痛、手腕無力疼痛。

刺灸法：直刺 0.2～0.3 寸；可灸。

【魚際】Yújì — LU10 滎穴

定位：在手拇指本節（第一掌指關節）後凹陷處，約當一掌骨中點橈側，赤白肉際處。側腕掌心相對，自然半握拳取之。

主治：咳嗽、咳血、失喑、咽乾、乳癰。

刺灸法：直刺 0.5～0.8 寸；可灸。

【少商】Shàoshāng — LU11 井穴

定位：在拇指末節橈側，距指甲角 0.1 寸（指寸）。伸拇指取之。

主治：喉痺、中風昏迷、熱病、小兒驚風。

刺灸法：向腕平刺 0.2～0.3 寸，或三棱針點刺出血；可灸。

手太陰心經穴

【極泉】Jíquán — HT1

定位：在腋窩頂點，腋動脈搏動處。正坐或仰臥位，上臂外展取之。

主治：肘臂疼痛、半身不遂、胸悶、心悸。

刺灸法：避開動脈，直刺 0.2～0.3 寸；可灸。

【青靈】Qīngíng — HT2

定位：在臂內側，極泉與少海的連線上，肘橫紋上 3寸，肱二頭肌的內側溝中。正坐或仰臥位，舉臂取之。

主治：腋下腫痛、肩臂痛、脅痛、頭痛。

刺灸法：直刺 0.3～0.5 寸；可灸。

【少海】Shàohǎi—HT3 合穴

定位：在肘橫紋內側端與肱骨內上髁連線的中點處。正坐，屈肘取之。

主治：肘臂攣痛麻木、眩暈、頭痛、腋脅痛。

刺灸法：直刺或斜刺 0.5～1 寸；可灸。

【靈道】Língdào—HT4 經穴

定位：在前臂掌側，尺側腕屈肌腱的橈側緣，腕橫紋上 1.5 寸。正坐，仰掌取之。

主治：肘臂痛、舌強、悲恐善笑、心悸、心痛。

刺灸法：直刺 0.3～0.5 寸；可灸。

【通里】Tōnglǐ—HT5 絡穴

定位：在前臂掌側，尺側腕屈肌腱的橈側緣，腕橫紋上 1 寸。正坐，仰掌取之。

主治：心悸、悲恐畏人、舌強不語、腕指痛。

刺灸法：直刺 0.3～0.5 寸；可灸。

【陰郄】Yīnxì—HT6 郄穴

定位：在前臂掌側，尺側腕屈肌腱的橈側緣，腕橫紋上 0.5 寸。正坐，仰掌取之。

主治：心痛、心悸、驚恐、盜汗、骨蒸潮熱。

刺灸法：直刺 0.3～0.5 寸；可灸。

【神門】Shénmén—HT7 輸穴、原穴

定位：在腕部，腕掌側橫紋尺側端，尺側腕屈肌腱的橈側凹陷處。正坐，仰掌取之。

主治：掌中熱、無脈症、心絞痛、心煩、失眠。

刺灸法：直刺 0.3～0.4 寸；可灸。

一、針灸經絡腧穴文字說明

【少府】Shàofǔ—HT8 滎穴

定位：在手掌面，第四、五掌骨之間，握拳時，當小指尖處。正坐取之。

主治：心悸、胸痛、善笑、悲恐善驚、掌中熱。

刺灸法：直刺 0.2～0.3 寸；可灸。

【少衝】Shàochōng—HT9 井穴

定位：在手小指末節橈側，距指甲角 0.1 寸。正坐取之。

主治：中風昏迷、熱病、癲狂、心痛、心悸。

刺灸法：斜刺 0.1 寸，或點刺出血；可灸。

手厥陰心包經穴

【天池】Tiānchí—PC1 手足厥陰、足少陽之會

定位：在胸部，第四肋間隙，乳頭外 1 寸，前正中線旁開 5 寸。正坐或仰臥位取之。

主治：胸悶、心煩、咳嗽、痰多、氣喘、胸痛。

刺灸法：斜刺或平刺 0.5～0.8 寸；可灸。

【天泉】Tiānquán—PC2

定位：在臂內側，腋前紋頭下 2 寸，肱二頭肌的長、短頭之間。正坐或仰臥取之。

主治：胸背及上臂內側痛、胸脅脹滿、心痛。

刺灸法：直刺 0.5～0.8 寸；可灸。

【曲澤】Qūzé—PC3 合穴

定位：在肘橫紋中，肱二頭肌腱的尺側緣。正坐或仰臥取之。

主治：心痛、善驚、心悸、煩燥、肘臂痛。

刺灸法：直刺 0.8～1 寸，或點刺出血；可灸。

【郤門】Xìmén—PC4 郤穴

定位：在前臂掌側，曲澤與大陵的連線上，腕橫紋上 5 寸。掌長肌腱與橈側腕屈肌腱之間。正坐或仰臥，仰掌取之。

主治：心痛、心悸、心煩、胸痛、咳血、嘔血。

刺灸法：直刺 0.5～1 寸；可灸。

【間使】Jiānshǐ—PC5 經穴

定位：在前臂掌側，曲澤與大陵的連線上，腕橫紋上 3 寸。掌長肌腱與橈側腕屈肌腱之間。正坐或仰臥仰掌取之。

主治：心悸、煩燥、心痛、熱病、肘臂疼痛。

刺灸法：直刺 0.5～1 寸；可灸。

【內關】Nèiguān—PC6 絡穴、八脈交會穴－通陰維

定位：在前臂掌側，曲澤與大陵的連線上，腕橫紋上 2 寸。掌長肌腱與橈側腕屈肌腱之間。正坐或仰臥仰掌取之。

主治：胸悶、心痛、失眠、胃痛、偏癱、肘臂攣痛。

刺灸法：直刺 0.5～1 寸；可灸。

【大陵】Dàlíng—PC7 輸穴、原穴

定位：在腕橫紋的中點處，掌長肌腱與橈側腕屈肌腱之間。正坐或仰臥仰掌取之。

主治：心痛、心悸、喜笑悲恐、腕關節疼痛。

刺灸法：直刺 0.3～0.5 寸；可灸。

【勞宮】Láogōng—PC8 滎穴

定位：在手掌心，第二、三掌骨之間偏於第三掌骨，

握拳屈指時中指尖處。正坐或仰臥仰掌取之。

主治：昏迷、中暑、心痛、口舌生瘡、鵝掌風。

刺灸法：直刺 0.3～0.5 寸；可灸。

【中衝】Zhōngchōng－PC9 井穴

定位：在手中指末節尖端中央。正坐或仰臥取之。

主治：昏迷、中風、中暑、熱病、驚風、舌強。

刺灸法：淺刺 0.1 寸，或點刺出血。

2. 手三陽經穴位

手陽明大腸經穴

【商陽】Shāngyáng－LI1 井穴

定位：在食指末節橈側，距指甲角 0.1 寸。伸食指取之。

主治：咽喉腫痛、熱病、汗不出、昏厥。

刺灸法：向上斜刺 0.2～0.3 寸，或點刺出血；可灸。

【二間】Erjiān－LI2 滎穴

定位：在食指本節（第二掌指關節）前，橈側凹陷處。側腕對掌，半握拳取之。

主治：喉痹、衄血、目痛、齒痛口乾、身熱。

刺灸法：直刺 0.2～0.3 寸；可灸。

【三間】Sānjiān－LI3 輸穴

定位：在食指本節（第二掌指關節）後，橈側凹陷處。側腕對掌，自然半握拳取之。

主治：齒痛、咽喉腫痛、手指腫痛、衄血。

刺灸法：直刺 0.3～0.5 寸；可灸。

【合谷】Hégǔ—LI4 原穴

定位：在手背第一、二掌骨間，第二掌骨橈側的中點處。側腕對掌，自然半握拳取之。

主治：頭痛、口眼歪斜、臂痛、半身不遂。

刺灸法：直刺 0.5～0.8 寸；可灸。

【陽谿】Yángxī—LI5 經穴

定位：在腕背橫紋橈側，手拇指向上翹起時，當拇短伸肌腱與拇長伸肌腱之間的凹陷中。側腕對掌，伸前臂取之。

主治：頭痛、耳聾、臂腕痛、癲、狂、癇。

刺灸法：直刺 0.3～0.5 寸；可灸。

【偏歷】Piānlì—LI6 絡穴

定位：屈肘，在前臂背面橈側，當陽谿與曲池的連線上，腕橫紋上 3 寸。側腕對掌，伸前臂取之。

主治：鼻衄、目赤、水腫、肩膊肘腕痠痛。

刺灸法：斜刺 0.3～0.5 寸；可灸。

【溫溜】Wēnliū—LI7 郄穴

定位：屈肘，在前臂背面橈側，陽谿與曲池的連線上，腕橫紋上 5 寸。側腕對掌，伸前臂取之。

主治：鼻衄、口舌腫痛、肩背酸痛、吐舌。

刺灸法：直刺 0.5～0.8 寸；可灸。

【下廉】Xiàlián—LI8

定位：在前臂背面橈側，陽谿與曲池的連線上，肘橫紋下 4 寸。側腕對掌，伸前臂取之。

主治：頭風、目痛、肘臂痛、食物不化、乳痛。

刺灸法：直刺 0.5～0.8 寸；可灸。

一、針灸經絡腧穴文字說明

【上廉】Shànglián — LI9

定位：在前臂背面橈側，陽谿與曲池的連線上，肘橫紋下 3 寸。側腕對掌，伸前臂取之。

主治：偏癱、手臂肩膊酸痛麻木、泄瀉。

刺灸法：直刺 0.5～0.8 寸；可灸。

【手三里】Shǒusānlǐ — LI10

定位：在前臂背面橈側，陽谿與曲池的連線上，肘橫紋下 2 寸。側腕對掌，伸前臂取之。

主治：腹脹、吐瀉、偏癱、眼目諸疾。

刺灸法：直刺 0.5～0.8 寸；可灸。

【曲池】Qūchí — LI11 合穴

定位：在肘橫紋外側端，屈肘，當尺澤與肱骨外上髁連線的中點。側腕，屈肘取之。

主治：熱病、手臂腫痛、上肢不遂、癮疹。

刺灸法：直刺 0.8～1.2 寸；可灸。

【肘髎】Zhǒuliáo — LI12

定位：在肘外側，屈肘，當曲池上方 1 寸，當肱骨邊緣處。正坐屈肘，自然垂上臂取之。

主治：肘臂痛、拘攣、麻木、嗜臥。

刺灸法：直刺 0.5～0.8 寸；可灸。

【手五里】Shǒuwǔlǐ — LI13

定位：在臂外側，曲池與肩髃的連線上，曲池上 3 寸處。正坐，自然垂上臂取之。

主治：肘臂攣急、咳嗽吐血、瘰疾。

刺灸法：直刺 0.5～0.8 寸；可灸。

【臂臑】Bìnào—LI14

定位：在臂外側，三角肌止點處，曲池與肩髃的連線上，曲池上7寸處。正坐，自然垂上臂取之。

主治：瘰癧、頸項拘急、肩臂疼痛、目疾。

刺灸法：直刺0.5～1寸，或斜刺0.8～1.2寸；可灸。

【肩髃】Jiānyú—LI15

定位：在肩部，三角肌上，臂外展，或向前平伸時，肩峰前下方凹陷處。外展上臂平肩取之。肩臂活動困難者，可自然垂臂取之。

主治：肩臂疼痛、半身不遂、肩周炎。

刺灸法：直刺0.5～0.8寸；可灸。

【巨骨】Jùgǔ—LI16

定位：在肩上部，鎖骨肩峰端與肩胛岡之間凹陷處。正坐取之。

主治：肩背、手臂疼痛、瘰癧、驚癇、吐血。

刺灸法：直刺0.4～0.8寸，不可深刺；以免刺入胸腔造成氣胸；可灸。

【天鼎】Tiāndǐng—LI17

定位：在頸外側部，胸鎖乳突肌後緣，結喉旁，扶突與缺盆連線的中點。正坐仰頭，或仰臥位取之。

主治：咽喉腫痛、暴喑、癭氣。

刺灸法：直刺0.3～0.5寸；可灸。

【扶突】Fútū—LI18

定位：在頸外側部，喉結旁，胸鎖乳突肌的前、後緣之間。正坐微仰頭，或仰臥位取之。

主治：咳嗽、咽喉腫痛、暴喑、癭氣。

一、針灸經絡腧穴文字說明

刺灸法：直刺 0.5～0.8 寸；可灸。

【禾髎】Héliáo—LI19

定位：在上唇部、鼻孔外緣直下，平水溝穴。正坐或仰臥位取之。

主治：鼻衄、鼻塞、口歪、口噤不開。

刺灸法：直刺 0.3～0.5 寸；可灸。

【迎香】Yíngxiāng—LI20

定位：在鼻翼外緣中點旁，鼻唇溝中。正坐或仰臥取之。

主治：鼻塞、鼻衄、口眼歪斜、鼻息肉。

刺灸法：直刺 0.1～0.2 寸，或斜刺 0.3～0.5 寸；可灸。

手太陽小腸經穴

【少澤】Shàozé—SI1 井穴

定位：在手小指末節尺側，距指甲角 0.1 寸。俯掌取之。

主治：熱病、中風昏迷、乳汁少、乳癰、咽痛。

刺灸法：斜刺 0.1 寸；可灸。

【前谷】Qiángǔ—SI2 滎穴

定位：在手掌尺側，微握拳，當小指本節（第五掌指關節）前的掌指橫紋頭赤白肉際。自然半握拳取之。

主治：熱病、耳鳴、項強、臂痛肘攣、手指麻木。

刺灸法：直刺 0.2～0.3 寸；可灸。

【後谿】Hòuxī—SI3 輸穴、八脈交會穴－通督脈

定位：在手掌尺側，微握拳，當小指本節（第五掌指

關節）後的遠側掌橫紋頭赤白肉際。自然半握拳取之。

主治：頭項強痛、耳聾、肘臂手指攣急、目眩。

刺灸法：直刺 0.5～0.8 寸；可灸。

【腕骨】Wàngǔ—SI4 原穴

定位：在手掌尺側，第五掌骨基底與鉤骨之間的凹陷處，赤白肉際。俯掌取之。

主治：頭痛、項強、指攣臂痛、黃疸、熱病。

刺灸法：直刺 0.3～0.5 寸；可灸。

【陽谷】Yánggǔ—SI5 經穴

定位：在手腕尺側，尺骨莖突與三角骨之間的凹陷處。俯掌取之。

主治：臂腕痛、頭眩、脇痛項腫、耳聾耳鳴。

刺灸法：直刺 0.3～0.5 寸；可灸。

【養老】Yǎnglǎo—SI6 郄穴

定位：在前臂背面尺側，尺骨小頭近端橈側凹陷中。側腕對掌取之。

主治：目視不明，肩背肘臂痛、急性腰痛。

刺灸法：掌心向胸時，向肘方向斜刺 0.5～0.8 寸；可灸。

【支正】Zhāzhèng—SI7 絡穴

定位：在前臂背面尺側，陽谷與小海的連線上，腕背橫紋上 5 寸。側腕對掌或掌心對胸取之。

主治：項強、肘指攣痛、熱症、頭痛、消渴。

刺灸法：直刺 0.3～0.5 寸；可灸。

【小海】Xiǎohǎi—SI8 合穴

定位：在肘外側，尺骨鷹嘴與肱骨內上踝之間的凹陷處。微屈肘取之。

主治：頸肩臂痛、頭痛目眩、耳聾、耳鳴。

刺灸法：直刺 0.3～0.5 寸；可灸。

【肩貞】Jiānzhēn—SI9

定位：在肩關節後下方，臂內收時，腋後紋頭上 1 寸。正坐，自然垂臂取之。

主治：肩胛痛、手臂痛麻、不能舉、耳鳴耳聾。

刺灸法：直刺 0.4～1 寸；可灸。

【臑俞】Nàoshū—SI10

定位：在肩部，腋後紋頭直上，肩胛岡下緣凹陷中。正坐，自然垂臂取之。

主治：肩臂酸痛無力、肩腫、頸項強痛瘰癧。

刺灸法：直刺 0.6～1 寸；可灸。

【天宗】Tiānzōng—SI11

定位：在肩胛部，岡下窩中央凹陷處，與第四胸椎相平。正坐，自然垂臂取之。

主治：肩胛疼痛、肘臂外後側痛、氣喘。

刺灸法：直刺 0.5～0.7 寸；可灸。

【秉風】Bǐngfēng—SI12

定位：在肩胛部，岡上窩中央，天宗直上，舉臂有凹陷處。正坐，自然垂臂取之。

主治：肩胛疼痛不舉、上肢酸麻。

刺灸法：直刺 0.3 寸；可灸。

【曲垣】Qǔyuán—SI13

定位：在肩胛部，岡上窩內側端，臑俞與第二胸椎棘突連線的中點處。正坐，自然垂臂取之。

主治：肩胛拘攣疼痛。

刺灸法：直刺 0.3～0.5 寸；可灸。

【肩外俞】Jiānwàishū—SI14

定位：在背部，第一胸椎棘突下，旁開 3 寸。正坐，或伏俯位取之。

主治：肩背酸痛、頸項強急、上肢冷痛。

刺灸法：斜刺 0.3～0.6 寸；可灸。

【肩中俞】Jiānzhōngshū—SI15

定位：在背部，第七頸椎棘突下，旁開 2 寸。正坐，或伏俯位，或俯臥位取之。

主治：咳嗽、氣喘、肩背疼痛、唾血。

刺灸法：斜刺 0.3～0.6 寸；可灸。

【天窗】Tiānchuāng—SI16

定位：在頸部外側，胸鎖乳突肌的後緣，扶突後，與喉結平。正坐取之。

主治：耳聾耳鳴、咽喉腫痛、頸項痛、暴喑。

刺灸法：直刺 0.3～0.5 寸；可灸。

【天容】Tiānróng—SI17

定位：在頸部外側，下頜角的後方，胸鎖乳突肌的前緣凹陷中。正坐取之。

主治：耳聾、耳鳴、咽喉腫痛、頭項痛。

刺灸法：直刺 0.5～0.8 寸；可灸。

【顴髎】Quánliáo—SI18

定位：在面部，目外眥直下，顴骨下緣凹陷處。正坐，或仰臥位取之。

主治：口眼歪斜、眼瞼瞤動、齒痛、頰腫。

刺灸法：直刺 0.2～0.3 寸；可灸。

【聽宮】Tīnggōng─SI19

定位：在面部，耳屏前，下頷骨髁狀突的後方，張口時呈凹陷處。正坐或仰臥取之。

主治：耳聾、耳鳴、聤耳、失喑、癲疾、齒痛。

刺灸法：微張口，直刺 0.5～1 寸；可灸。

手少陽三焦經穴

【關衝】Guānchōng─SJ1 井穴

定位：在手第四指末節尺側，距指甲根角 0.1 寸。正坐或仰臥，俯掌取之。

主治：咽喉腫痛、目赤紅腫、頭痛、發熱。

刺灸法：淺刺 0.1，或用三棱針點刺出血；可灸。

【液門】Yèmēn─SJ2 滎穴

定位：在手背部，第四、五指間，指蹼緣後方赤白肉際處。正坐或仰臥，俯掌取之。

主治：耳鳴、耳聾、目赤、手背痛、熱疾。

刺灸法：直刺 0.3～0.5 寸；可灸。

【中諸】Zhōngzhǔ─SJ3 輸穴

定位：在手背部，環指本節（掌指關節）的後方，第四、五掌骨間的凹陷處。俯掌，掌心向下取之。

主治：手指腫痛、耳鳴、耳聾、頭痛、目赤。

刺灸法：直刺 0.3～0.5 寸；可灸。

【陽池】Yágchí─SJ4 原穴

定位：在腕背橫紋中，指伸肌腱的尺側緣凹陷處。正坐或仰臥，俯掌取之。

主治：手腕腫痛、肘臂疼痛、消渴、咽喉腫痛。

刺灸法：直刺 0.3～0.5 寸；可灸。

【外關】Wàiguān—SJ5 絡穴、八脈交會穴 – 通陽維

定位：在前臂背側，陽池與肘尖的連線上，腕背橫紋上 2 寸。正坐或仰臥，俯掌取之。

主治：手指腫痛、頭痛、耳鳴、耳聾、脇痛、偏癱。

刺灸法：直刺 0.5～1 寸；可灸。

【支溝】Zhīgōu—SJ6 經穴

定位：在前臂背側，陽池與肘尖的連線上，腕背橫紋上 3 寸，尺骨與橈骨之間。正坐或仰臥，俯掌取之。

主治：肘臂痛、脇痛、落枕、耳鳴耳聾、便秘。

刺灸法：直刺 0.5～1 寸；可灸。

【會宗】Huìzōng—SJ7 郄穴

定位：在前臂背側，陽池與肘尖的連線上，腕背橫紋上 3 寸，支溝尺側，尺骨的橈側緣。正坐或仰臥，俯掌取之。

主治：脇脹痛、上肢痹痛、耳鳴、耳聾。

刺灸法：直刺 0.5～1 寸；可灸。

【三陽絡】SānYángluò—SJ8

定位：在前臂背側，腕背橫紋上 4 寸，尺骨與橈骨之間。正坐或仰臥，俯掌取之。

主治：手臂痛、耳聾、耳鳴、齒痛、失語。

刺灸法：直刺 0.5～1 寸；可灸。

【四瀆】Sìdù—SJ9

定位：在前臂背側，陽池與肘尖的連線上，肘尖下 5 寸，尺骨與橈骨之間。正坐或仰臥，俯掌取之。

主治：偏頭痛、上肢痿痺、咽喉腫痛、暴聾。

刺灸法：直刺 0.5～1 寸；可灸。

【天井】Tiānjǐng—SJ10 合穴

定位：在臂外側，屈肘時，肘尖直上 1 寸凹陷處。正坐或仰臥，屈肘取之。

主治：肘臂疼痛、脇痛、瘰癧、癭氣、偏頭痛。

刺灸法：直刺 0.5～1 寸；可灸。

【清冷淵】Qīnglěngyuān—SJ11

定位：在臂外側，屈肘時，肘尖直上 2 寸，即天井穴上 1 寸。正坐或仰臥，屈肘取之。

主治：頭痛、脇脹痛、目痛、肩臂痿痺、黃疸。

刺灸法：直刺 0.5～1 寸；可灸。

【消濼】Xiāoluò—SJ12

定位：在臂外側，清冷淵與臑會連線的中點處。正坐或側臥，臂自然下垂取之。

主治：頸項強痛、頭痛、齒痛、肩臂痛。

刺灸法：直刺 0.8～1.2 寸；可灸。

【臑會】Nǎohuì—SJ13

定位：在臂外側，肘尖與肩髎的連線上，肩髎下 3 寸，正坐或側臥，臂自然下垂取之。

主治：瘰癧、癭氣、肩臂疼痛。

刺灸法：直刺 0.8～1.2 寸；可灸。

【肩髎】Jiānliáo—SJ14

定位：在肩髎後方，臂外展時，於肩峰後下方呈現凹陷處。正坐或俯臥位取之。

主治：肩臂疼痛、不能上舉、中風偏癱、風疹。

刺灸法：直刺 0.8～1.2 寸；可灸。

【天髎】Tiānliáo—SJ15

定位：在肩胛部，肩井與曲垣的中間，肩胛骨上角處。正坐或俯臥位取之。

主治：頸項強痛、肩臂痛、胸中煩滿、熱病。

刺灸法：直刺 0.5～0.8 寸；可灸。

【天牖】Tiānyǒu—SL16

定位：在頸側部，乳突的後方直下，平下頜角，胸鎖乳突肌的後緣。正坐，側伏或側臥取之。

主治：眩暈、頸項強痛、瘰癧、面腫、暴聾。

刺灸法：直刺 0.5～1 寸；可灸。

【翳風】Yìfēng—SJ17

定位：在耳垂後方，乳突與下頜角之間的凹陷處。正坐，側伏或側臥取之。

主治：口眼歪斜、耳聾、耳鳴、頰腫、瘰癧。

刺灸法：直刺 0.8～1.2 寸；可灸。

【瘛脈】Chìmài—SJ18

定位：在頭部，耳後乳突中央，角孫至翳風之間，沿耳輪連線的中、下 1/3 的交點處。正坐，側伏或側臥取之。

主治：視物不清、頭痛、小兒驚風、耳鳴耳聾。

刺灸法：平刺 0.3～0.5 寸，或點刺出血；可灸。

【顱息】Lúxī—SJ19

定位：在頭部，角孫至翳風之間，沿耳輪連線的上、中 1/3 的交點處。正坐，側伏或側臥取之。

主治：耳鳴、耳聾、頭痛、小兒驚癇、胸脇痛。

刺灸法：平刺 0.3～0.5 寸；可灸。

【角孫】Jiǎosūn─SJ20

定位：在頭部，折耳廓向前，耳尖直上入髮際處。正坐，側伏或側臥取之。

主治：偏頭痛、項強、齒痛、目赤腫痛、頰腫。

刺灸法：平刺0.3～0.5寸；可灸。

【耳門】Êrmén─SJ21

定位：在面部，耳屏上切跡的前方，下頜骨髁狀突後緣，張口有凹陷處。正坐，側伏或側臥取之。

主治：聾啞、耳鳴、聤耳、頸頜痛、齒痛。

刺灸法：直刺0.5～1寸；可灸。

【和髎】Héliáo─SJ22

定位：在頭側部，鬢髮後緣，平耳廓根之前方，顳淺動脈的後緣。正坐，側伏或側臥取之。

主治：面痛、口眼歪斜、耳鳴、牙關拘急。

刺灸法：斜刺0.3～0.5寸；可灸。

【絲竹空】Sīzhúkōng─SJ23

定位：在面部，眉梢凹陷處。正坐或仰臥取之。

主治：頭痛、口眼歪斜、眩暈、眼瞼瞤動。

刺灸法：平刺0.5～1寸；可灸。

3. 足三陽經穴位

足陽明胃經穴

【承泣】Chéngqì─ST1

定位：在面部，瞳孔直下，眼球與眶下緣之間。正坐或仰靠、仰臥位取之。

主治：眼瞼瞤動、目赤腫痛、迎風流淚。

刺灸法：緊靠眶下緣緩慢直刺 0.3～0.7 寸，不宜提插，以防刺破血管引起血腫；可灸。

【四白】Sìbái—ST2

定位：在面部，瞳孔直下，眶下孔凹陷處。正坐或仰靠、仰臥位取之。

主治：目赤痛癢、目翳、頭面疼痛。

刺灸法：直刺 0.2～0.3 寸；可灸。

【巨髎】Jùliáo—ST3

定位：在面部，瞳孔直下，平鼻翼下緣處，當鼻唇溝外側。正坐或仰靠、仰臥位取之。

主治：口眼歪斜、鼻衄、齒痛、唇頰腫。

刺灸法：直刺 0.3～0.6 寸；可灸。

【地倉】Dìcāng—ST4

定位：在面部，口角外側，上直對瞳孔。正坐或仰靠、仰臥位取之。

主治：唇緩不收、齒痛、頰腫、流涎。

刺灸法：直刺 0.2 寸，或向頰車方向平刺 0.5～0.8 寸；可灸。

【大迎】Dàyíng—ST5

定位：在下頜角前方，咬肌附著部的前緣，當面動脈搏動處。正坐微仰頭，或仰臥位取之。

主治：牙關緊閉、口歪、頰腫、齒痛、面腫。

刺灸法：直刺 0.2～0.3 寸，或斜向地倉方向刺；可灸。

一、針灸經絡腧穴文字說明

【頰車】Jiáchē—ST6

定位：在面頰部，下頜角前上方約一橫指，當咀嚼時咬肌隆起，按之凹陷處。正坐或仰臥位取之。

主治：口眼歪斜、頰腫、齒痛、牙關緊閉。

刺灸法：直刺 0.3～0.4 寸；或向地倉方向斜刺 0.5～0.7 寸；可灸。

【下關】Xiàguān—ST7

定位：在面部耳前，顴弓與下頜切跡所形成的凹陷處。正坐或仰臥位取之。

主治：齒痛、耳鳴、牙關開合不利、口眼歪斜。

刺灸法：直刺 0.3～0.5 寸；可灸。

【頭維】Tóuwéi—ST8

定位：在頭側部，額角髮際上 0.5 寸，頭正中線旁 4.5 寸。正坐或仰臥位取之。

主治：眼痛、頭痛、目眩、視物不明。

刺灸法：向下或向後，平刺 0.5～0.8 寸。

【人迎】Rényíng—ST9

定位：在頸部，結喉旁，胸鎖乳突肌前緣，頸總動脈搏動處。仰靠或仰臥位取之。

主治：胸滿喘息、咽喉腫痛、瘰癧、飲食難下。

刺灸法：避開動脈直刺 0.2～0.4 寸。

【水突】Shuǐtū—ST10

定位：在頸部，胸鎖乳突肌的前緣，人迎與氣舍連線的中點。仰靠或仰臥位取之。

主治：咳逆上氣、咽喉腫痛、呃逆、癭瘤。

刺灸法：直刺 0.3～0.4 寸；可灸。

【氣舍】Qìshě─ST11

定位：在頸部，鎖骨內側端的上緣，胸鎖乳突肌的胸骨頭與鎖骨頭之間。仰靠或仰臥位取之。

主治：咽喉腫痛、呃逆、瘻瘤、頸項強痛。

刺灸法：直刺 0.3～0.4 寸；可灸。

【缺盆】Quēpén─ST12

定位：在鎖骨上窩中央，距前正中線 4 寸。正坐或仰臥位取之。

主治：咳嗽氣喘、缺盆中痛、瘰癧。

刺灸法：直刺 0.2～0.4 寸；可灸。

【氣戶】Qìhù─ST13

定位：在胸部，鎖骨中點下緣距前正中線 4 寸處。仰臥取之。

主治：氣喘、咳嗽、胸脇脹滿、脇肋疼痛。

刺灸法：直刺 0.2～0.4 寸；可灸。

【庫房】Kùfáng─ST14

定位：在胸部，第 1 肋間隙，距前正中線 4 寸處。仰臥取之。

主治：咳嗽、氣逆、咳唾膿血、胸脇脹痛。

刺灸法：向內斜刺 0.5～0.8 寸；可灸。

【屋翳】Wūyì─ST15

定位：在胸部，第 2 肋間隙，距前正中線 4 寸處。仰臥取之。

主治：咳喘、唾膿血痰、胸脇脹痛、乳癰。

刺灸法：直刺 0.2～0.4 寸；任脈方向斜刺 0.5～0.8 寸；可灸。

【膺窗】Yīngchuāng—ST16

定位：在胸部，第 3 肋間隙，距前正中線 4 寸處。仰臥取之。

主治：咳嗽、氣喘、胸脇脹痛、乳癰。

刺灸法：直刺 0.2～0.4 寸；或向任脈方向斜刺 0.5～0.8 寸；可灸。

【乳中】Rǔzhōng—ST17

定位：在胸部，第 4 肋間隙，乳頭中央，距前正中線 4 寸處。仰臥取之。

刺灸法：不針不灸，只作胸部取穴定位標準。

【乳根】Rǔgēn—ST18

定位：在胸部，乳頭直下，乳房根部，第 5 肋間隙，距前正中線 4 寸處。仰臥取之。

主治：胸悶胸痛、乳癰、乳汁少、噎膈。

刺灸法：斜刺 0.5～0.8 寸；可灸。

【不容】Bùróng—ST19

定位：在上腹部，臍中上 6 寸，距前正中線 2 寸處。仰臥取之。

主治：腹脹、嘔吐、胃痛、食慾不振。

刺灸法：直刺 0.5～0.8 寸；可灸。

【承滿】Chéngmǎn—ST20

定位：在上腹部，臍中上 5 寸，距前正中線 2 寸處。仰臥取之。

主治：胃痛、嘔吐、腹脹、吐血、脇下堅痛。

刺灸法：直刺 0.5～0.8 寸；可灸。

【梁門】Liángmén—ST21

定位：在上腹部，臍中上 4 寸，距前正中線 2 寸處。
仰臥取之。

主治：胃疼、嘔吐、食慾不振、大便溏。

刺灸法：直刺 0.5～0.8 寸；可灸。

【關門】Guānmén—ST22

定位：在上腹部，臍中上 3 寸，距前正中線 2 寸處。
仰臥取之。

主治：腹痛、腹脹、腸鳴泄瀉、水腫、遺尿。

刺灸法：直刺 0.8～1.2 寸；可灸。

【太乙】Tàiyǐ—ST23

定位：在上腹部，臍中上 2 寸，距前正中線 2 寸處。
仰臥取之。

主治：癲狂、心煩不寧、胃痛、消化不良。

刺灸法：直刺 0.8～1.2 寸；可灸。

【滑肉門】Huáròumén—ST24

定位：在上腹部，臍中上 1 寸，距前正中線 2 寸處。
仰臥取之。

主治：癲狂、嘔吐、胃疼。

刺灸法：直刺 0.8～1.2 寸；可灸。

【天樞】Tiānshū—ST25 大腸募穴

定位：在腹中部，在臍中旁開 2 寸處。仰臥取之。

主治：繞臍腹痛、腹脹、泄瀉、便秘、痛經。

刺灸法：直刺 0.8～1.2 寸；可灸。

【外陵】Wàilíng—ST26

定位：在下腹部，臍中下 1 寸，距前正中線 2 寸處。
仰臥取之。

主治：腹痛、疝氣、心如懸引臍腹痛。

刺灸法：直刺 0.8～1.2 寸；可灸。

【大巨】Dàjù — ST27

定位：在下腹部，臍中下 2 寸，距前正中線 2 寸處。仰臥取之。

主治：小腹脹滿、小便不利、疝氣、遺精。

刺灸法：直刺 0.8～1.2 寸；可灸。

【水道】Shuǐdào — ST28

定位：在下腹部，臍中下 3 寸，距前正中線 2 寸處。仰臥取之。

主治：小腹脹滿、疝氣、痛經、小便不利。

刺灸法：直刺 0.8～1.2 寸；可灸。

【歸來】Guīlái — ST29

定位：在下腹部，臍中下 4 寸，距前正中線 2 寸處。仰臥取之。

主治：少腹疼痛、經閉、陰挺、白帶、莖中痛。

刺灸法：直刺 0.8～1.2 寸；可灸。

【氣衝】Qìchōng — ST30

定位：在腹股溝稍上方，臍中下 5 寸，距前正中線 2 寸處。仰臥取之。

主治：外陰腫痛、腹痛、疝氣、月經不調。

刺灸法：直刺 0.8～1.2 寸。

【髀關】Bìguān — ST31

定位：在大腿前面，髂前上棘與髕底外側端的連線上，屈股時，平會陰，居縫匠肌外側凹陷處。仰臥，伸下肢取之。

主治：髀股痿痹、足麻不仁、腰腿疼痛。

刺灸法：直刺 0.6～1.2 寸；可灸。

【伏兔】Fútù─ST32

定位：在大腿前面，髂前上棘與髕底外側端的連線上，髕底上 6 寸。仰臥伸下肢，或屈膝取之。

主治：腰胯疼痛、腿膝寒冷、麻痹、疝氣。

刺灸法：直刺 0.6～1.2 寸；可灸。

【陰市】Yìnshì─ST33

定位：在大腿前面，髂前上棘與髕底外側端的連線上，髕底上 3 寸。仰臥伸下肢，或屈膝取之。

主治：腿膝麻痹、屈伸不利、下肢不遂、腰痛。

刺灸法：直刺 0.6～1.2 寸；可灸。

【梁丘】Liángqiū─ST34 郄穴

定位：在大腿前面，髂前上棘與髕底外側端的連線上，髕底上 2 寸。仰臥伸下肢，或正坐屈膝取之。

主治：胃痛、膝腫、下肢不遂、乳癰。

刺灸法：直刺 0.5～0.8 寸；可灸。

【犢鼻】Dúbí─ST35

定位：在膝部，髕骨與髕韌帶外側的凹陷中。正坐屈膝約 90°取之。

主治：膝關節痛、腳氣。

刺灸法：稍向髕韌帶內方斜刺 0.5～1.2 寸；可灸。

【足三里】Zúsānlǐ─ST36 合穴

定位：在小腿前外側，犢鼻下 3 寸，距脛骨前脊外側一橫指（中指）。仰臥伸下肢，或正坐屈膝取之。

主治：胃痛、嘔吐、腹脹、泄瀉、便秘、頭暈、氣

一、針灸經絡腧穴文字說明

短、中風。

刺灸法：直刺 0.5～1.5 寸；可灸。

【上巨虛】 Shàngjùxū—ST37 **大腸下合穴**

定位：在小腿前外側，犢鼻下 6 寸，距脛骨前脊外側一橫指（中指）。仰臥伸下肢，或正坐屈膝取之。

主治：腸鳴、腹脹、便秘、泄瀉、腸癰、中風。

刺灸法：直刺 0.5～1.2 寸；可灸。

【條口】 Tiáokǒu—ST38

定位：在小腿前外側，犢鼻下 8 寸，距脛骨前脊外側一橫指（中指）。仰臥伸下肢，或正坐屈膝取之。

主治：小腿冷痛、麻痺、跗腫、轉筋肩臂痛。

刺灸法：直刺 0.5～0.9 寸；可灸。

【下巨虛】 Xiàjùxū—ST39 **小腸下合穴**

定位：在小腿前外側，犢鼻下 9 寸，距脛骨前崤外側一橫指（中指）。仰臥伸下肢，或正坐屈膝取之。

主治：小腹痛、乳癰、下肢痿痺、泄瀉、痢疾。

刺灸法：直刺 0.5～0.9 寸；可灸。

【豐隆】 Fēnglóng—ST40 **絡穴**

定位：在小腿前外側，犢鼻下 8 寸，條口外，距脛骨前脊外側二橫指（中指）。仰臥伸下肢，或正坐屈膝取之。

主治：痰多、咳喘、頭暈、癲狂、下肢痿痺。

刺灸法：直刺 0.5～1.2 寸；可灸。

【解谿】 Jiěxī—ST41 **經穴**

定位：在足背與小腿交界處的橫紋中央凹陷中，當拇長伸肌腱與趾長伸肌腱之間。仰臥伸下肢，或正坐平放足底取之。

主治：頭痛、眩暈、腹脹、下肢痿痹、胃熱。

刺灸法：直刺 0.4～0.6 寸；可灸。

【衝陽】Chōngyáng—ST42 原穴

定位：在足背最高處，拇長伸肌腱與趾長伸肌腱之間，足背動脈搏動處。仰臥或正坐平放足底取之。

主治：胃痛、口眼歪斜、足痿無力、腳背紅腫。

刺灸法：避開動脈，直刺 0.2～0.3 寸；可灸。

【陷谷】Xiàngú—ST43 輸穴

定位：在足背，第二、三跖骨結合部前方的凹陷處。仰臥或坐位，平放足底取之。

主治：面目浮腫、水腫、腸鳴腹痛、足背腫痛。

刺灸法：直刺 0.3～0.5 寸；可灸。

【內庭】Nèitíng—ST44 滎穴

定位：在足背，第二、三趾間，趾蹼緣後方赤白肉際處。仰臥或坐位，平放足底取之。

主治：齒痛、口歪、鼻衄、泄瀉、足背腫痛。

刺灸法：直刺或斜刺 0.3～0.5 寸；可灸。

【厲兌】Lìduì—ST45 井穴

定位：在足第二趾末節外側，距趾甲角 0.1 寸（指中）。仰臥或正坐，平放足底取之。

主治：面腫、口歪、齒痛、足脛寒冷、熱病。

刺灸法：向上斜刺 0.2～0.3 寸；可灸。

足太陽膀胱經穴

【睛明】Jīngmíng—BL1

定位：在面部，目內眥角稍上方凹陷處。正坐或仰臥取之。

主治：目痛、視物不明、眼瞼閉合不全、腰痛。

刺灸法：囑病人閉目，左手將眼球推向外側固定，針沿眼眶邊緣緩緩刺入 0.3～0.5 寸，不宜作大幅度提升、撚轉；禁灸。

【攢竹】Cuánzhú—BL2

定位：在面部，眉頭陷中，眶上切跡處。正坐或仰臥取之。

主治：視物不清、眼瞼閉合不全、近視、目痛。

刺灸法：治療眼病、向下斜刺 0.3～0.5 寸；治療頭痛、面癱，可平刺透魚腰；可灸。

【眉衝】Méichōng—BL3

定位：在頭部，攢竹直上入髮際 0.5 寸，神庭與曲差連線之間。正坐或仰臥取之。

主治：頭痛、視物不明、鼻塞、癲癇、目痛。

刺灸法：平刺 0.3～0.5 寸；可灸。

【曲差】Qūchāi—BL4

定位：在頭部，前髮際正中直上 0.5 寸，旁開 1.5 寸，即時神庭與頭維連線的內 1/3 與中 1/3 交點上。正坐或仰臥取之。

主治：頭痛、眩暈、面痛、鼻塞、視物不明。

刺灸法：平刺 0.3～0.5 寸；可灸。

【五處】Wǔchù—BL5

定位：在頭部，前髮際正中直上 1 寸，旁開 1.5 寸。正坐或仰臥取之。

主治：頭痛、眩暈、小兒驚風、目視不明。

刺灸法：平刺 0.3～0.5 寸；可灸。

【承光】Chéngguāng — BL6

定位：在頭部，前髮際正中直上 2.5 寸，旁開 1.5 寸。正坐或仰臥取之。

主治：視物不明、眩暈、頭痛、嘔吐、心煩。

刺灸法：平刺 0.3～0.5 寸；可灸。

【通天】Tōngtiān — BL7

定位：在頭部，前髮際正中直上 4 寸，旁開 1.5 寸。正坐或仰臥取之。

主治：頭重頭痛、口歪、鼻衄、面肌瞤動。

刺灸法：平刺 0.3～0.5 寸；可灸。

【絡卻】Luòquè — BL8

定位：在頭部，前髮際正中直上 5.5 寸，旁開 1.5 寸。正坐或仰臥取之。

主治：鼻塞、頭眩、耳鳴、癲證、視物不明。

刺灸法：平刺 0.3～0.5 寸；可灸。

【玉枕】Yùzhěn — BL9

定位：在後頭部，後髮際正中直上 2.5 寸，旁開 1.3 寸，平枕外隆凸上緣的凹陷處。正坐或俯臥取之。

主治：目痛、頭痛、不能遠視、惡風、鼻塞。

刺灸法：平刺 0.3～0.5 寸；可灸。

【天柱】Tiānzhù — BL10

定位：在項部，大筋（斜方肌）外緣之後髮際凹陷中，約當後髮際正中旁開 1.3 寸。正坐或俯臥取之。

主治：項強、眩暈、咽痛、肩背痛、頭痛。

刺灸法：直刺 0.5～1 寸；可灸。

【大杼】Dàzhù—BL11 骨會

定位：在背部，第 1 胸椎棘突下，旁開 1.5 寸處。正坐或俯臥取之。

主治：頸項拘急、肩胛酸痛、頭痛、鼻塞。

刺灸法：斜刺 0.5～0.8 寸；可灸。

【風門】Fēngmén—BL12

定位：在背部，第 2 胸椎棘突下，旁開 1.5 寸處。正坐或俯臥取之。

主治：發熱頭痛、咳嗽、胸背痛、百日咳。

刺灸法：斜刺 0.5～0.8 寸；可灸。

【肺俞】Fèishū—BL13 背俞穴

定位：在背部，第 3 胸椎棘突下，旁開 1.5 寸處。正坐或俯臥取之。

主治：咳嗽、咽痛、骨蒸潮熱、盜汗吐血。

刺灸法：斜刺 0.5～0.8 寸；可灸。

【厥陰俞】Juéyīngshū—BL14 背俞穴

定位：在背部，第 4 胸椎棘突下，旁開 1.5 寸處。正坐或俯臥取之。

主治：心痛、胸悶、心悸、胃脘痛、嘔吐。

刺灸法：斜刺 0.5～0.8 寸；可灸。

【心俞】Xīnshū—BL15 背俞穴

定位：在背部，第 5 胸椎棘突下，旁開 1.5 寸處。正坐或俯臥取之。

主治：心痛、心悸、失眠、健忘、癲狂。

刺灸法：斜刺 0.5～0.8 寸；可灸。

【督俞】Dūshū—BL16

定位：在背部，第 6 胸椎棘突下，旁開 1.5 寸處。正坐或俯臥取之。

主治：心痛、心悸、呃逆、腹脹、腸鳴、乳癰。

刺灸法：斜刺 0.5～0.8 寸；可灸。

【膈俞】Géshū—BL17 血會

定位：在背部，第 7 胸椎棘突下，旁開 1.5 寸處。正坐或俯臥取之。

主治：呃逆、嘔吐、胃痛、吐血、蕁麻疹、貧血。

刺灸法：斜刺 0.5～0.8 寸；可灸。

【肝俞】Gānshū—BL18 背俞穴

定位：在背部，第 9 胸椎棘突下，旁開 1.5 寸處。正坐或俯臥取之。

主治：脇痛、口苦、黃疸、眩暈、月經不調。

刺灸法：斜刺 0.5～0.8 寸；可灸。

【膽俞】Dǎnshū—BL19 背俞穴

定位：在背部，第 10 胸椎棘突下，旁開 1.5 寸處。正坐或俯臥取之。

主治：脇痛、口苦、咽痛、嘔吐、黃疸、潮熱。

刺灸法：斜刺 0.5～0.8 寸；可灸。

【脾俞】Píshū—BL20 背俞穴

定位：在背部，第 11 胸椎棘突下，旁開 1.5 寸處。俯臥取之。

主治：脇痛、腹脹、消渴、納呆、完穀不化。

刺灸法：斜刺 0.5～0.8 寸；可灸。

【胃俞】Wèishū—BL21 背俞穴

定位：在背部，第 12 胸椎棘突下，旁開 1.5 寸處。俯臥取之。

主治：胃痛、嘔吐、泛酸、呃逆、消渴、胃緩。

刺灸法：斜刺 0.5～0.8 寸；可灸。

【三焦俞】Sānjiāoshū—BL22 背俞穴

定位：在腰部，第 1 腰椎棘突下，旁開 1.5 寸處。俯臥取之。

主治：水腫、腰脊疼痛、小便不利、泄瀉。

刺灸法：直刺 0.5～1 寸；可灸。

【腎俞】Shènshū—BL23 背俞穴

定位：在腰部，第 2 腰椎棘突下，旁開 1.5 寸處。俯臥取之。

主治：耳鳴、腰酸、遺精、陽痿、遺尿、尿頻。

刺灸法：斜刺 0.5～0.8 寸；可灸。

【氣海俞】Qìhǎishū—BL24

定位：在腰部，第 3 腰椎棘突下，旁開 1.5 寸處。俯臥取之。

主治：腰骶部疼痛、腰腿不利、崩漏、痔癃。

刺灸法：直刺 0.8～1 寸；可灸。

【大腸俞】Dàchángshū—BL25 背俞穴

定位：在腰部，當第 4 腰椎棘突下，旁開 1.5 寸處。俯臥取之。

主治：腰骶疼痛、腹脹、腸鳴、泄瀉、腸癃。

刺灸法：直刺 0.8～1 寸；可灸。

【關元俞】Guānyuánshū—BL26

定位：在腰部，第 5 腰椎棘突下，旁開 1.5 寸處。俯臥取之。

主治：腰骶痛、遺尿、消渴、泄瀉、小便不利。

刺灸法：直刺 0.8～1 寸；可灸。

【小腸俞】Xiǎochángshū—BL27　背俞穴

定位：在骶部，骶正中嵴旁 1.5 寸，平第 1 骶後孔。俯臥取之。

主治：泄瀉、遺精、遺尿、小便赤澀、腰痛。

刺灸法：直刺 0.8～1 寸；可灸。

【膀胱俞】Pángguāngshū—BL28　背俞穴

定位：在骶部，骶正中嵴旁 1.5 寸，平第 2 骶後孔。俯臥取之。

主治：小便赤澀、癃閉、遺精、遺尿、腰腿痛。

刺灸法：直刺 0.8～1 寸；可灸。

【中膂俞】Zhōnglǚshū—BL 29

定位：在骶部，骶正中嵴旁 1.5 寸，平第 3 骶後孔。俯臥取之。

主治：腰腿痛、腹脹、消渴、泄瀉。

刺灸法：直刺 0.8～1 寸；可灸。

【白環俞】Báihuánshū—BL30

定位：在骶部，骶正中嵴旁 1.5 寸，平第 4 骶後孔。俯臥取之。

主治：坐骨神經痛、腰痛、下肢痿痺、疝氣。

刺灸法：直刺 0.8～1 寸；可灸。

【上髎】Shàngliáo — BL31

定位：在骶部，髂後上棘與後正中線之間，適對第 1 骶後孔處。俯臥取之。

主治：腰腿、骶髂關節痛、遺精、陽痿、截癱。

刺灸法：直刺 0.8～1 寸；可灸。

【次髎】Cìliáo — BL32

定位：在骶部，髂後上棘內下方，適對第 2 骶後孔處。俯臥取之。

主治：截癱、腰痛、淋證、尿瀦留、不孕。

刺灸法：直刺 0.8～1 寸；可灸。

【中髎】Zhōngliáo — BL33

定位：在骶部，次髎下內方，適對第 3 骶後孔處。俯臥取之。

主治：小便不利、便秘、腰痛、月經不調。

刺灸法：直刺 0.8～1 寸；可灸。

【下髎】Xiàliáo — BL34

定位：在骶部，中髎下內方，適對第 4 骶後孔處。俯臥取之。

主治：腰骶痛、便秘、小便不利、下肢痿痹。

刺灸法：直刺 0.8～1 寸；可灸。

【會陽】Huìyáng — BL35

定位：在骶部，尾骨旁開 0.5 寸。俯臥取之。

主治：痔瘡、便血、陽痿、泄瀉、痢疾、陰癢。

刺灸法：直刺 0.8～1 寸；可灸。

【承扶】Chénfú — BL36

定位：在大腿後面，臀下橫紋的中點處。俯臥取之。

主治：腰及下肢疼痛、下肢癱瘓、背痛、痔疾。

刺灸法：直刺 1.5～2.5 寸；可灸。

【殷門】Yīnmén—BL37

定位：在大腿後面，承扶與委中的連線上，承扶下 6 寸。俯臥取之。

主治：腰痛、下肢股外側腫痛、大腿痛、痿證。

刺灸法：直刺 1.5～2.5 寸；可灸。

【浮郄】Fúxì—BL38

定位：在膕橫紋的側端，委陽上 1 寸，股二頭肌腱的內側。俯臥取之。

主治：臀股麻木、膕筋攣急、便秘、小便不利。

刺灸法：直刺 0.5～1 寸；可灸。

【委陽】Wěiyáng—BL39 **三焦下合穴**

定位：在膕橫紋的側端，股二頭肌的內側。俯臥取之。

主治：腓腸肌痙攣、腿足拘攣疼痛、腰脊強痛。

刺灸法：直刺 0.5～1 寸；可灸。

【委中】Wěizhōng—BL40 **合穴、膀胱下合穴**

定位：在膕橫紋的中點，當股二頭腱與半腱肌肌腱的中點。俯臥取之。

主治：膕筋攣急、下肢痿痹、腰腿痛、中風。

刺灸法：直刺 0.5～1 寸，或三棱針點刺出血；可灸。

【附分】Fùfēn—BL41

定位：在背部，當第 2 胸椎棘突下，旁開 3 寸處。俯臥取之。

主治：頸項強痛、肘臂麻木不仁、肩背疼痛。

刺灸法：斜刺 0.5～0.8 寸；可灸。

【魄戶】Pòhù—BL42

定位：在背部，當第 3 胸椎棘突下，旁開 3 寸處。俯臥取之。

主治：項強、肩背疼、咳嗽、哮喘。

刺灸法：斜刺 0.5～0.8 寸；可灸。

【膏肓】Gāohuāng—BL43

定位：在背部，第 4 胸椎棘突下，旁開 3 寸處。俯臥取之。

主治：肺癆、咳嗽、氣喘、盜汗、健忘、乏力。

刺灸法：斜刺 0.5～0.8 寸；可灸。

【神堂】Shéntáng—BL44

定位：在背部，第 5 胸椎棘突下，旁開 3 寸處。俯臥取之。

主治：咳嗽、氣喘、肩痛、心悸、失眠、背痛。

刺灸法：斜刺 0.5～0.8 寸；可灸。

【譩譆】Yìxǐ—BL45

定位：在背部，第 6 胸椎棘突下，旁開 3 寸處。俯臥取之。

主治：肩背痛、鼻衄、熱病汗不出、咳喘。

刺灸法：斜刺 0.5～0.8 寸；可灸。

【膈關】Géguān—BL46

定位：在背部，第 7 胸椎棘突下，旁開 3 寸處。俯臥取之。

主治：噯氣、嘔吐、納呆、胸悶、脊背強痛。

刺灸法：斜刺 0.5～0.8 寸；可灸。

【魂門】Húnmén — BL47

定位：在背部，第 9 胸椎棘突下，旁開 3 寸處。俯臥取之。

主治：胸腹脹痛、嘔吐、泄瀉、背脊痛。

刺灸法：斜刺 0.5～0.8 寸；可灸。

【陽綱】Yánggāng — BL48

定位：在背部，第 10 胸椎棘突下，旁開 3 寸處。俯臥取之。

主治：脇痛、口苦、黃疸、泄瀉、腹痛、消渴。

刺灸法：斜刺 0.5～0.8 寸；可灸。

【意舍】Yíshě — BL49

定位：在背部，第 11 胸椎棘突下，旁開 3 寸處。俯臥取之。

主治：消渴、黃疸、納呆、嘔吐、泄瀉、背痛。

刺灸法：斜刺 0.5～0.8 寸；可灸。

【胃倉】Wèicāng — BL50

定位：在背部，第 12 胸椎棘突下，旁開 3 寸處。俯臥取之。

主治：胃脘痛、腹脹、納呆、便秘、疳積。

刺灸法：斜刺 0.5～0.8 寸；可灸。

【肓門】Huāngmén — BL51

定位：在腰部，第 1 腰椎棘突下，旁開 3 寸處。俯臥取之。

主治：上腹痛、痞塊、便秘、腰痛、下肢癱瘓。

刺灸法：直刺 0.8～1 寸；可灸。

【志室】Zhìshí—BL52

定位：在腰部，第 2 腰椎棘突下，旁開 3 寸處。俯臥取之。

主治：遺精、陽痿、陰腫、小便淋瀝、下肢癱。

刺灸法：直刺 0.8～1 寸；可灸。

【胞肓】Bāohuāng—BL53

定位：在臀部，平第 2 骶後孔，骶正中嵴旁開 3 寸。俯臥取之。

主治：腰骶部疼痛、大小便不利、腸鳴、腹脹。

刺灸法：直刺 0.8～1 寸；可灸。

【秩邊】Zhìbiān—BL54

定位：在臀部，平第 4 骶後孔，骶正中嵴旁開 3 寸。俯臥取之。

主治：下肢痿痹、腰骶痛、小便不利、便秘。

刺灸法：直刺 0.5～3 寸；可灸。

【合陽】Héyáng—BL55

定位：在小腿後面，委中與承山的連線上，委中下 2 寸。俯臥取之。

主治：腓腸肌痙攣、下肢酸痛、腰脊痛、疝痛。

刺灸法：直刺 0.5～1 寸；可灸。

【承筋】Chéngjīn—BL56

定位：在小腿後面，委中與承山的連線上，腓腸肌肌腹中央，委中下 5 寸。俯臥取之。

主治：小腿拘急、腰背重痛、痔瘡、下肢麻痹。

刺灸法：直刺 0.5～1 寸；可灸。

【承山】Chéngshān—BL57

定位：在小腿後面正中，委中與崑崙之間，當伸直小腿或足跟上提時，腓腸肌肌腹下出現尖角凹陷處。站立伸腿取之。

主治：腿痛轉筋、下肢痿痹、痔瘡、腰背痛。

刺灸法：直刺 0.7～1 寸；可灸。

【飛揚】Fēiyáng—BL58 絡穴

定位：在小腿後面，外踝後，崑崙穴直上 7 寸，承山外下方 1 寸處。俯臥取之。

主治：下肢痿痹、腓腸肌痙攣、目眩、腰背痛。

刺灸法：直刺 0.7～1 寸；可灸。

【跗陽】Fùyáng—BL59 陽蹻脈郄穴

定位：在小腿後面，外踝後，崑崙穴直上 3 寸。俯臥取之。

主治：外踝腫痛、下肢痿痹、小腿痙攣、腰痛。

刺灸法：直刺 0.5～1 寸；可灸。

【崑崙】Kūnlún—BL60 經穴

定位：在足部外踝後，外踝尖與跟腱之間的凹陷處。坐位或仰臥位取之。

主治：腳跟腫痛、腰骶疼痛、頭痛、項強。

刺灸法：直刺 0.5～1 寸；可灸。

【僕參】Pǔcān—BL61

定位：在足外側部，外踝後下方，崑崙穴直下，跟骨外側，赤白內際處。坐或仰臥位取之。

主治：足跟痛、下肢痿弱、暈厥、足踝部腫痛。

刺灸法：直刺 0.3～0.5 寸；可灸。

【申脈】Shēnmài — BL62 八脈交會穴 – 通陽蹻

定位：在足外側部，外踝尖直下方凹陷中。坐或仰臥位取之。

主治：腰痛、項強痛、足脛寒、目赤痛、頭痛。

刺灸法：直刺 0.2～0.3 寸；可灸。

【金門】Jīnmén — BL63 郄穴

定位：在足外側，外踝前緣直下，骰骨下緣處。坐或仰臥位取之。

主治：外踝痛、腰腿痛、小腿痙攣、小兒驚風。

刺灸法：直刺 0.3～0.5 寸；可灸。

【京骨】Jīnggǔ — BL64 原穴

定位：在足外側，第五跖骨的粗隆下方，赤白肉際處。坐或仰臥位取之。

主治：腰腿痛、頭痛、頸項強痛、小兒驚風。

刺灸法：直刺 0.3～0.5 寸；可灸。

【束骨】Shùgǔ — BL65 輸穴

定位：在足外側，足小趾本節（第五跖趾關節）的後方，赤白肉際處。坐或仰臥位取之。

主治：頭痛項強、眩暈、腰痛、下肢疼痛。

刺灸法：直刺 0.3～0.5 寸；可灸。

【足通谷】Zútūnggǔ — BL66 滎穴

定位：在足外側，足小趾本節（第五跖趾關節）的前方，赤白肉際處。坐或仰臥位取之。

主治：頭痛、目眩、鼻衄、癲癇、項強。

刺灸法：直刺 0.2～0.3 寸；可灸。

【至陰】Zhìyīn—BL67 井穴

定位：在足小趾末節外側，距趾甲根角 0.1 寸。坐或仰臥位取之。

主治：胎位不正、難產、頭痛、目痛、足下熱。

刺灸法：直刺 0.2 寸；可灸。

足少陽膽經穴

【瞳子髎】Tóngzǐliáo—GB1

定位：在面部，目外眥旁，眶外側緣處。正坐或仰臥位取之。

主治：目赤腫痛、面癱、面痛、視物不清。

刺灸法：平刺 0.3～0.5 寸，或用三棱針點刺出血。

【聽會】Tīnghuì—GB2

定位：在面部，當耳屏間切跡的前方，下頜骨髁突的後緣，張口有凹陷處。正坐或仰臥位取之。

主治：耳鳴、耳聾、口眼歪斜、面痛、中風。

刺灸法：直刺 0.5～0.8 寸；可灸。

【上關】Shàngguān—GB3

定位：在耳前，下關直上，當顴弓的上緣凹陷處。正坐或仰臥位取之。

主治：口眼歪斜、齒痛、面痛、耳鳴、聤耳。

刺灸法：直刺 0.5～0.8 寸；可灸。

【頷厭】Hànyàn—GB4

定位：在頭部鬢髮上，頭維與曲鬢弧形連線的上 1/4 與下 3/4 交點處。正坐或仰臥位取之。

主治：偏頭痛、眩暈、耳鳴、齒痛、目外眥痛。

一、針灸經絡腧穴文字說明

刺灸法：向後平刺 0.3～0.4 寸；可灸。

【懸顱】Xuánlú—GB5

定位：在頭部鬢髮上，頭維與曲鬢弧形連線的中點處。正坐或仰臥位取之。

主治：面痛、齒痛、目痛、偏頭痛、面腫。

刺灸法：向後平刺 0.5～0.8 寸；可灸。

【懸釐】Xuánlí—GB6

定位：在頭部鬢髮上，頭維與曲鬢弧形連線的上 3/4 與下 1/4 交點處。正坐或仰臥位取之。

主治：耳鳴、頭痛、面痛、目外眥痛、齒痛。

刺灸法：向後平刺 0.5～0.8 寸；可灸。

【曲鬢】Qūbīn—GB7

定位：在頭部，耳前鬢角髮際後緣的垂線與耳尖水平線交點處。正坐或仰臥位取之。

主治：面肌痙攣、面痛、齒痛、頜頰腫、目痛。

刺灸法：向後平刺 0.5～0.8 寸；可灸。

【率谷】Shuàigǔ—GB8

定位：在頭部，耳尖直上入髮際 1.5 寸，角孫直上方。正坐側伏或側臥位取之。

主治：偏頭痛、眩暈、目痛、口眼歪斜、驚風。

刺灸法：平刺 0.5～0.8 寸；可灸。

【天衝】Tiānchōng—GB9

定位：在頭部，耳根後緣直上入髮際 2 寸，率谷後 0.5 寸處。正坐側伏或側臥位取之。

主治：頭痛、齒痛、驚恐、癲癇、癭氣

刺灸法：平刺 0.5～1 寸；可灸。

【浮白】Fūbái－GB10

定位：在頭部，耳後乳突的後上方，天衝與完骨的弧形連線的中點 1/3 與上 1/3 交點處。正坐俯伏或側臥位取之。

主治：頸項強痛、咳嗽、頭痛、耳鳴、齒痛。

刺灸法：平刺 0.5～0.8 寸；可灸。

【頭竅陰】Tóuqiáoyīn－GB11

定位：在頭部，耳後乳突的後上方，天衝與完骨的中 1/3 與下 1/3 交點處。正坐俯伏或側臥位取之。

主治：頭痛、耳鳴、耳聾、眩暈、面痛。

刺灸法：平刺 0.5～0.8 寸；可灸。

【完骨】Wángǔ－GB12

定位：在頭部，耳後乳突的後上方凹陷處。正坐俯伏或側臥位取之。

主治：頸項強痛、口眼歪斜、頰腫、頭痛。

刺灸法：斜刺 0.5～0.8 寸；可灸。

【本神】Běnshén－GB13

定位：在頭部，前髮際正中直上 0.5 寸，神庭旁開 3 寸，神庭與頭維連線的內 2/3 與外 1/3 的交點處。正坐，或仰臥位取之。

主治：頭痛、頸項強痛、偏癱、小兒驚風、癲癇。

刺灸法：平刺 0.5～0.8 寸；可灸。

【陽白】Yángbái－GB14

定位：在前額部，瞳孔直上，眉上 1 寸。正坐，或仰臥位取之。

主治：口眼歪斜、眼瞼動、目赤腫痛。

刺灸法：平刺 0.3～0.5 寸；可灸。

【頭臨泣】Tóulíngqí─GB15

定位：在頭部，瞳孔直上入前髮際 0.5 寸，神庭與頭維連線的中點處。正坐，或仰臥位取之。

主治：頭痛、目痛、小兒驚癇、熱病、眩暈。

刺灸法：平刺 0.3～0.5 寸；可灸。

【目窗】Mùchuāng─GB16

定位：在頭部，前髮際上 1.5 寸，頭正中線旁開 2.25寸。正坐，或仰臥位取之。

主治：目赤腫痛、頭痛、眩暈、小兒驚癇。

刺灸法：平刺 0.3～0.5 寸；可灸。

【正營】Zhèngyíng─GB17

定位：在頭部，前髮際上 2.5 寸，頭正中線旁開 2.25寸。正坐，或仰臥位取之。

主治：頭痛、眩暈、面痛、齒痛、頸項強痛。

刺灸法：平刺 0.3～0.5 寸；可灸。

【承靈】Chénglíng─GB18

定位：在頭部，前髮際上 4 寸，頭正中線旁開 2.25寸。正坐，或仰臥位取之。

主治：眩暈、頭痛、鼻淵、鼻衄、目痛、惡風。

刺灸法：平刺 0.3～0.5 寸；可灸。

【腦空】Náokōng─GB19

定位：在頭部，枕外隆凸的上緣外側，頭正中線旁開2.25 寸，平腦戶。正坐，或仰臥位取之。

主治：頸項強痛、頭痛眩暈、目赤腫痛、癲癇。

刺灸法：平刺 0.3～0.5 寸；可灸。

【風池】Fēngchí — GB20

定位：在項部，枕骨之下，與風府相平，胸鎖乳突肌與斜方肌上端之間的凹陷處。正坐，或仰臥位取之。

主治：頸強項痛、頭痛、視物不清、面癱。

刺灸法：向對側眼睛方向斜刺 0.5～0.8 寸；可灸。

【肩井】Jiānjǐng — GB21

定位：在肩上，大椎與肩峰端連線的中點。正坐、俯伏或俯臥位取之。

主治：頸項強痛、乳癰、肩背痺痛、瘰癧。

刺灸法：直刺 0.5～0.8 寸；深部正當肺尖，慎不可深刺；可灸。

【淵腋】Yuānyè — GB22

定位：在側胸部，舉臂，腋中線上，腋下 3 寸，第 4 肋間隙中。仰臥或側臥位取之。

主治：脅痛、腋下痛、臂痛不舉、胸滿。

刺灸法：斜刺 0.5～0.8 寸；可灸。

【輒筋】Zhéjīn — GB23

定位：在側胸部，淵腋穴前 1 寸，平乳頭，第 4 肋間隙中，仰臥或側臥位取之。

主治：胸脅痛、肩臂痛、喘息、吞酸、嘔吐。

刺灸法：斜刺 0.5～0.8 寸；可灸。

【日月】Rìyuè — GB24 **膽募穴**

定位：在上腹部，乳頭直下，第七肋間隙，前正中線旁開 4 寸。仰臥位取之。

主治：脅肋疼痛、呃逆、嘔吐、黃疸、胃痛。

刺灸法：斜刺 0.5～0.8 寸；可灸。

一、針灸經絡腧穴文字說明

【京門】Jìngmén—GB25 腎募穴

定位：在側腰部，章門後 1.8 寸，第十二肋骨游離端的下方。仰臥位取之。

主治：腹脹、腰痛、泄瀉、水腫、小便不利。

刺灸法：斜刺 0.5～0.8 寸；可灸。

【帶脈】Dàimài—GB26 足少陽經與帶脈交會穴

定位：在側腹部，章門後 1.8 寸，第十一肋骨游離端的下方垂線與臍水平線的交點上。側臥位取之。

主治：腰脇痛、腹痛、帶下、月經不調。

刺灸法：直刺 0.5～0.8 寸；可灸。

【五樞】Wǔshū—GB27 足少陽經與帶脈交會穴

定位：在側腹部，髂前上棘之前 0.5 寸，約平臍下 3 寸處。側臥位取之。

主治：少腹痛、帶下、月經不調、便秘、陰挺。

刺灸法：直刺 0.8～1.5 寸；可灸。

【維道】Wéidào—GB28 足少陽經與帶脈交會穴

定位：在側腹部，髂前上棘之前下方，五樞穴前下 0.5 寸。側臥位取之。

主治：月經不調、帶下、腰痛、水腫、疝氣。

刺灸法：向前下方斜刺 0.8～1.5 寸；可灸。

【居髎】Jūliáo—GB29 足少陽經與陽蹺脈交會穴

定位：在髖部，髂前上棘與股骨大轉子最高點連線的中點處。側臥位取之。

主治：腰腿疼痛、下肢痿痹、疝氣、中風偏癱。

刺灸法：直刺或斜刺 1.5～2 寸；可灸。

【環跳】Huántiào─GB30 足少陽、太陽交會穴

定位：在股外側部，側臥屈股，股骨大轉子最高點與骶管裂孔連線的外 1／3 與 2／3 交點處。俯臥或側臥位取之。

主治：腰腿疼痛、中風偏癱、膝踝腫痛。

刺灸法：直刺 2～2.5 寸；可灸。

【風市】Fēngshì─GB31

定位：在大腿外側部的中線上，膕橫紋上 7 寸。或直立垂手時，中指尖處。俯臥或側臥位取之。

主治：中風後遺症、下肢痿痹、麻木、膝痛。

刺灸法：直刺 1～1.5 寸；可灸。

【中瀆】Zhōngdú─GB32

定位：在大腿外側，風市下 2 寸，或膕橫紋線上 5 寸，股外側肌與股二頭肌之間。俯臥或側臥位取之。

主治：半身不遂、下肢痿痹、腳氣、足麻。

刺灸法：直刺 1～1.5 寸；可灸。

【膝陽關】Xīyángguān─GB33

定位：在膝外側，陽陵泉上 3 寸，股骨外上髁的凹陷處。仰臥、俯臥或側臥位取之。

主治：膝髕腫痛、小腿麻木、膕筋攣急。

刺灸法：直刺 0.8～1 寸；可灸。

【陽陵泉】Yánglíngquán─GB34 合穴、膽下合穴、筋會

定位：在小腿外側，腓骨頭前下方凹陷處。仰臥或側臥位取之。

主治：下肢痿痹、黃疸、脇痛、膝髕腫痛。

一、針灸經絡腧穴文字說明

刺灸法：直刺或斜向下刺 1～1.5 寸；可灸。

【陽交】Yángjiāo—GB35 陽維、郄穴

定位：在小腿外側，外踝尖上 7 寸，腓骨後緣。仰臥或側臥位取之。

主治：膝脛腫痛麻痺、腰腿痛、面腫、癲狂。

刺灸法：直刺 0.5～0.8 寸；可灸。

【外丘】Wàiqiū—GB36 郄穴

定位：在小腿外側，外踝尖上 7 寸，腓骨前緣，平陽交。仰臥或側臥位取之。

主治：頸項強痛、胸脇痛、下肢痿痺、腳氣。

刺灸法：直刺 0.5～0.8 寸；可灸。

【光明】Guāngmíng—GB37 絡穴

定位：在小腿外側，外踝尖上 5 寸，腓骨前緣。仰臥或側臥位取之。

主治：目痛、夜盲、視物模糊、下肢痿痺。

刺灸法：直刺 0.5～0.8 寸；可灸。

【陽輔】Yángfǔ—GB38 經穴

定位：在小腿外側，外踝尖上 4 寸，腓骨前緣稍前方。仰臥或側臥位取之。

主治：偏頭痛、胸脇痛、下肢痿痺、膝關節痛。

刺灸法：直刺 0.5～0.8 寸；可灸。

【懸鐘】Xuánzhōng—GB39 髓會

定位：在小腿外側，外踝尖上 3 寸，腓骨前緣。仰臥或側臥位取之。

主治：腰腿痛、偏癱、頸項強痛、胸脇脹痛。

刺灸法：直刺 0.5～0.8 寸；可灸。

【丘墟】Qiūxū—GB40 原穴

定位：在足外踝的前下方，趾長伸肌腱的外側凹陷
處。仰臥位取之。

主治：頸項痛、外踝腫痛、下肢痿痹、偏癱。

刺灸法：直刺 0.5～0.8 寸；可灸。

【足臨泣】Zúlínqì—GB41 輸穴 八脈交會穴 – 通帶脈

定位：在足背外側，足四趾本節（第四跖趾關節）的
後方，小趾伸肌腱的外側凹陷處。仰臥位取之。

主治：偏頭痛、目痛、胸脇痛、偏癱、足腫痛。

刺灸法：直刺 0.5～0.8 寸；可灸。

【地五會】Dìwǔhuì—GB42

定位：在足背外側，足四趾本節（第四跖趾關節）的
後方，第四、五跖骨之間，小趾伸肌腱的內側緣。仰臥位
取之。

主治：足跗腫痛、目赤痛、脇痛、耳鳴、乳癰。

刺灸法：直刺或斜刺 0.5～0.8 寸；可灸。

【俠谿】Xiáxī—GB43 滎穴

定位：在足背外側，第四、五趾間，趾蹼緣後方赤白
肉際處。仰臥位取之。

主治：頭痛、眩暈、耳鳴、耳聾、足跗腫痛。

刺灸法：直刺或斜刺 0.3～0.5 寸；可灸。

【足竅陰】Zúqiàoyīn—GB44 井穴

定位：在足第四趾末節外側，距趾甲角 0.1 寸。仰臥
位取之。

主治：偏頭痛、眩暈、耳鳴耳聾、足跗腫痛。

刺灸法：直刺 0.1～0.2 寸；可灸。

一、針灸經絡腧穴文字說明

4. 足三陰經穴位

【隱白】Yǐnbái—SP1 井穴

定位：在足趾末節內側，距趾甲角 0.1 寸。仰臥或正坐平放足底取之。

主治：崩漏、吐血、衄血、足趾痛、泄瀉。

刺灸法：斜刺 0.1 寸，或點刺出血；可灸。

【大都】Dàdū—SP2 滎穴

定位：在足內側緣，足大趾本節（第一跖趾關節）前下方赤白肉際凹陷處。仰臥或正坐平放足底取之。

主治：足痛足腫、胃脘脹痛、泄瀉、納呆。

刺灸法：直刺 0.3～0.5 寸；可灸。

【太白】Tàibái—SP3 輸穴 原穴

定位：在足內側緣，足大趾本節（第一跖趾關節）後下方赤白肉際凹陷處。仰臥或正坐平放足底取之。

主治：足痛、足腫、噁心嘔吐、泄瀉、便秘。

刺灸法：直刺 0.3～0.5 寸；可灸。

【公孫】Gōngsūn—SP4 絡穴、八脈交會穴 – 通沖脈

定位：在足內側緣，第一跖骨基底的前下方。仰臥或正坐平放足底取之。

主治：腹脹腹痛、泄瀉、嘔吐、水腫、足痛。

刺灸法：直刺 0.5～0.8 寸；可灸。

【商丘】Shāngqiū—SP5 經穴

定位：在足內踝前下方凹陷中，舟骨結節與內踝尖連

線的中點處。仰臥或正坐平放足底取之。

主治：踝部腫脹疼痛、泄瀉、便秘、癲狂。

刺灸法：直刺 0.3～0.5 寸；可灸。

【三陰交】Sānyīnjiāo－SP6

定位：在小腿內側，足內踝尖上 3 寸，脛骨內側緣後方。正坐或仰臥位取之。

主治：月經不調、足痿痹痛、失眠、遺尿。

刺灸法：直刺 0.5～1 寸；可灸。

【漏谷】Lòugǔ－SP7

定位：在小腿內側，內踝尖與陰陵泉的連線上，距內踝尖 6 寸，脛骨內側緣後方。正坐或仰臥位取之。

主治：足踝腫痛、腿膝厥冷、腹脹，崩漏。

刺灸法：直刺 0.5～0.8 寸，可灸。

【地機】Dìjī－SP8 郄穴

定位：在小腿內側，足內踝尖與陰陵泉的連線上，陰陵泉下 3 寸。正坐或仰臥位取之。

主治：胃痛、小便不利、月經不調、痛經。

刺灸法：直刺 0.5～0.8 寸；可灸。

【陰陵泉】Yīnlíngquán－SP9 合穴

定位：在小腿內側，脛骨內側髁後下方凹陷處。正坐或仰臥位取之。

主治：膝關節腫痛、小便不利或失禁、黃疸。

刺灸法：直刺 0.5～0.8 寸；可灸。

【血海】Xuèhǎi－SP10

定位：在大腿內側，髕底內側端上 2 寸。仰臥或正坐屈膝取之。

主治：月經不調、皮膚瘙癢、股內側痛。

刺灸法：直刺 0.8～1 寸；可灸。

【箕門】Jīmén—SP11

定位：在大腿內側，血海與衝門的連線上，血海上 6 寸。正坐或仰臥伸下肢取之。

主治：淋證、遺尿、腹股溝腫痛。

刺灸法：直刺 0.3～0.5 寸。

【衝門】Chōngmén—SP12

定位：在腹股溝外側，距恥骨聯合上緣中點 3.5 寸，髂外動脈搏動處的外側。仰臥位取之。

主治：小便不通、腹痛、帶下症。

刺灸法：直刺 0.5～0.7 寸；可灸。

【府舍】Fǔshè—SP13

定位：在下腹部，臍中下 4 寸，衝門上 0.7 寸，距前正中線 4 寸。仰臥位取之。

主治：腹痛、腹滿積聚、吐瀉、腹股溝腫痛。

刺灸法：直刺 0.5～0.8 寸；可灸。

【腹結】Fùjié—SP14

定位：在下腹部，大橫下 1.3 寸，距前正中線 4 寸。仰臥位取之。

主治：繞臍腹痛、泄瀉、痢疾、疝氣。

刺灸法：直刺 0.8～1.2 寸；可灸。

【大橫】Dàhéng—SP15

定位：在中腹部，距臍中 4 寸。仰臥位取之。

主治：腹脹腹痛、便秘、泄瀉、痢疾。

刺灸法：直刺 0.8～1.2 寸；可灸。

【腹哀】Fùāi—SP16

定位：在上腹部，臍中上 3 寸，距前正中線 4 寸。仰臥位取之。

主治：胃痛、納呆、繞臍痛、便秘、泄瀉。

刺灸法：直刺 0.5～0.8 寸；可灸。

【食竇】Shídòu—SP17

定位：在腹外側部，第五肋間隙，距前正中線 6 寸。仰臥位取之。

主治：腹脹、食入即吐、水腫、胸脅脹痛。

刺灸法：斜刺 0.5～0.8 寸；可灸。

【天谿】Tiānxī—SP18

定位：在胸外側部，第四肋間隙，距前正中線 6 寸。仰臥位取之。

主治：咳嗽、脅肋間痛、乳痛、乳汁少。

刺灸法：直刺 0.5～0.8 寸；可灸。

【胸鄉】Xiōngxiāng—SP19

定位：在胸外側部，第三肋間隙，距前正中線 6 寸。仰臥位取之。

主治：胸脅脹痛、咳嗽、胸引背痛。

刺灸法：斜刺 0.5～0.8 寸；可灸。

【周榮】Zhōuróng—SP20

定位：在胸外側部，第二肋間隙，距前正中線 6 寸。仰臥位取之。

主治：咳嗽、氣喘、脅痛、胸脅脹滿

刺灸法：斜刺或平刺 0.5～0.8 寸；可灸。

【大包】Dàbāo—SP21 脾之大絡

定位：在側胸部，腋中線上，第六肋間隙處。側臥舉臂取之。

主治：胸脇脹痛、全身疼痛、四肢無力。

刺灸法：斜刺 0.5～0.8 寸；可灸。

足少陰腎經穴

【湧泉】Yǒngquán—KI1 井穴

定位：在足底部，捲足時足前部凹陷處，約當足第二、三趾縫紋頭端與足跟連線的前 1/3 與後 2/3 交點上。正坐或仰臥，蹺足取之。

主治：足心熱、咽喉炎、癲癇、高血壓、癔病。

刺灸法：直刺 0.5～0.8 寸；可灸。

【然谷】Rángǔ—KI2 滎穴

定位：在足內側緣，足舟骨粗隆下方，赤白肉際處。正坐或仰臥位取之。

主治：足跗病、踝部扭傷、月經不調、陰癢。

刺灸法：直刺 0.5～0.8 寸；可灸。

【太谿】Tàixī—KI3 輸穴、原穴

定位：在足內側，內踝後方，當內踝尖與跟腱之間的凹陷處。坐位平放足底，或仰臥位取之。

主治：足踝腫痛、耳鳴耳聾、腰脊痛、失眠。

刺灸法：直刺 0.5～0.8 寸；可灸。

【大鐘】Dàzhōng—KI4 絡穴

定位：在足內側，內踝後下方，當跟腱附著部的內側前方凹陷處。正坐平放足底，或仰臥位取之。

主治：足跟病、腰背強痛、咳喘、咽痛。

刺灸法：直刺 0.3～0.5 寸；可灸。

【水泉】Shuǐquán — KI5 郄穴

定位：在足內側，內踝後下方，當太谿直下 1 寸（指寸），跟骨結節的內側凹陷處。正坐平放足底，或仰臥位取之。

主治：小便不利、月經不調、足跟痛、腹脹痛。

刺灸法：直刺 0.3～0.5 寸；可灸。

【照海】Zhàohǎi — KI6 八脈交會穴 – 通陰蹻

定位：在足內側，內踝尖下方凹陷處。正坐平放足底取之。

主治：咽乾、失眠、腳氣、痛經、月經不調。

刺灸法：直刺 0.5～0.8 寸；可灸。

【復溜】Fùliū — KI7 經穴

定位：在小腿內則，太谿直上 2 寸，跟腱的前方。正坐或仰臥位取之。

主治：足痿、腿腫、下肢痿痺、泄瀉、盜汗。

刺灸法：直刺 0.8～1 寸；可灸。

【交信】Jiāoxìn — KI8 陰蹻郄穴

定位：在小腿內則，太谿直上 2 寸，復溜前 0.5 寸，脛骨內側緣的後方。正坐或仰臥位取之。

主治：股內側痛、睪丸腫痛、陰挺、帶下。

刺灸法：直刺 0.8～1 寸；可灸。

【築賓】Zhùbīn — KI9 陰維脈郄穴

定位：在小腿內則，太谿與陰谷的連線上，太谿上 5 寸，腓腸肌肌腹的內下方。正坐或仰臥位取之。

一、針灸經絡腧穴文字說明

主治：小腿內側痛、疝氣、癲狂、嘔吐。

刺灸法：直刺 0.5～1.2 寸；可灸。

【陰谷】Yīngǔ － KI10 合穴

定位：在膕窩內側，屈膝時，當半腱肌腱與半膜肌腱之間。正坐微屈膝取之。

主治：膝股內側痛、疝氣、陽痿、月經不調。

刺灸法：直刺 0.5～1.2 寸；可灸。

【橫骨】Hénggǔ － KI11 足少陰經與沖脈交會穴

定位：在下腹部，臍中下 5 寸，恥骨聯合上際，前正中線旁開 0.5 寸。仰臥位取之。

主治：陰部痛、小便不通、遺尿、少腹痛。

刺灸法：直刺 0.8～1.2 寸；可灸。

【大赫】Dàhè － I12 足少陰經與沖脈交會穴

定位：在下腹部，臍中下 4 寸，前正中線旁開 0.5 寸。仰臥位取之。

主治：帶下、痛經、月經不調、遺精。

刺灸法：直刺 0.8～1.2 寸；可灸。

【氣穴】Qìxué － KI13

定位：在下腹部，臍中下 3 寸，前正中線旁開 0.5 寸。仰臥位取之。

主治：泄瀉、陽痿、帶下、月經不調。

刺灸法：直刺或斜刺 0.8～1.2 寸；可灸。

【四滿】Sìmǎn － KI14

定位：在下腹部，臍中下 2 寸，前正中線旁開 0.5 寸。仰臥位取之。

主治：便秘、水腫、月經不調、帶下、不孕。

刺灸法：直刺 0.8～1.2 寸；可灸。

【中注】Zhōngzhù － KI15

定位：在中腹部，臍中下 1 寸，前正中線旁開 0.5 寸。仰臥取之。

主治：便秘、泄瀉、腹脹痛、月經不調。

刺灸法：直刺 0.8～1.2 寸；可灸。

【肓兪】Huāngshū － KI16

定位：在中腹部，臍中旁開 0.5 寸。仰臥取之。

主治：月經不調、腹痛、腰脊痛、吐瀉。

刺灸法：直刺 0.8～1.2 寸；可灸。

【商曲】Shāngqū － KI17

定位：臍上 2 寸，前正中線旁開 0.5 寸。仰臥取之。

主治：胃脘痛、腹脹痛、便秘、泄瀉。

刺灸法：直刺 0.5～0.8 寸；可灸。

【石關】Shíguān － KI18

定位：在上腹部，臍中上 3 寸，前正中線旁開 0.5 寸。仰臥取之。

主治：腹痛、嘔吐、便秘、胃痛。

刺灸法：直刺 0.5～0.8 寸；可灸。

【陰都】Yīndū － KI19

定位：在上腹部，臍中上 4 寸，前正中線旁開 0.5 寸。仰臥取之。

主治：腸鳴腹痛、腹脹、便秘、瘧疾。

刺灸法：直刺 0.5～0.8 寸；可灸。

【腹通谷】Fùtōnggǔ － KI20

定位：在上腹部，臍中上 5 寸，前正中線旁開 0.5

寸。仰臥取之。

主治：腹脹、腹痛、嘔吐、心悸、心痛。

刺灸法：直刺 0.5～0.8 寸；可灸。

【幽門】Yōumén—KI21

定位：在上腹部，臍中上 6 寸，前正中線旁開 0.5 寸。仰臥取之。

主治：胃痛、嘔吐、腹痛、善噦、泄瀉。

刺灸法：直刺 0.5～0.8 寸；可灸。

【步廊】Bùláng—KI22

定位：在胸部，第五肋間隙，前正中線旁開 2 寸。仰臥取之。

主治：咳喘、不嗜食、胸痛、乳痛、心悸。

刺灸法：斜刺或平刺 0.5～0.8 寸；不可深刺，以免傷及內臟；可灸。

【神封】Shénfēng—KI23

定位：在胸部，第四肋間隙，前正中線旁開 2 寸。仰臥取之。

主治：咳嗽、喘息、胸脇支滿、乳痛。

刺灸法：斜刺或平刺 0.5～0.8 寸；可灸。

【靈墟】Língxū—KI24

定位：在胸部，第三肋間隙，前正中線旁開 2 寸。仰臥取之。

主治：胸脇脹痛、乳痛、咳嗽、嘔吐。

刺灸法：斜刺或平刺 0.5～0.8 寸，內部為肺臟、切忌深刺；可灸。

【神藏】Shéncàng－KI25

定位：在胸部，第二肋間隙，前正中線旁開 2 寸。仰臥取之。

主治：胸痛、咳嗽、哮喘、嘔吐、不嗜食。

刺灸法：斜刺或平刺 0.5～0.8 寸；可灸。

【彧中】Yùzhōng－KI26

定位：在胸部，第一肋間隙，前正中線旁開 2 寸。仰臥取之。

主治：咳嗽、氣喘、胸脇痛、納呆。

刺灸法：斜刺或平刺 0.5～0.8 寸；可灸。

【俞府】Shūfú－KI27

定位：在胸部，鎖骨下緣，前正中線旁開 2 寸。仰臥取之。

主治：咳嗽、嘔吐、氣喘、胸痛、納呆。

刺灸法：斜刺或平刺 0.5～0.8 寸；可灸。

足厥陰肝經穴

【大敦】Dàdūn－LR1 井穴

定位：在足大趾末節外側，距趾甲角 0.1 寸（指寸）。正坐或仰臥位取之。

主治：崩漏、經閉、遺尿、癃閉、疝氣。

刺灸法：斜刺 0.1～0.2 寸，或點刺出血；可灸。

【行間】Xíngjiān－LR2 滎穴

定位：在足背側，第一、二趾間，趾蹼緣的後方赤白肉際處。正坐或仰臥位取之。

主治：足跗腫痛、頭痛、痛經、脇痛、中風。

刺灸法：直刺 0.5～0.8 寸；可灸。

【太衝】Tàichōng—LR3 輸穴 原穴

定位：在足背側，第一跖骨間隙的後方凹陷處。正坐或仰臥位取之。

主治：目赤腫痛、脇痛、疝氣、月經不調。

刺灸法：直刺 0.5～0.8 寸；可灸。

【中封】Zhōnhfēng—LR4 經穴

定位：在足背側，足內踝前，商丘與解谿連線之間，脛骨前肌腱的內側凹陷處。正坐或仰臥位取之。

主治：疝氣、陰莖痛、腰痛、內踝腫痛。

刺灸法：直刺 0.5～0.8 寸；可灸。

【蠡溝】Lígōu—LR5 絡穴

定位：在小腿內側，足內踝尖上 5 寸，脛骨內側面的中央。正坐或仰臥位取之。

主治：月經不調、赤白帶下、脛部酸痛、腹痛。

刺灸法：平刺 0.5～0.8 寸；可灸。

【中都】Zhōngdū—LR6 郄穴

定位：在小腿內側，足內踝尖上 7 寸，脛骨內側面的中央。正坐或仰臥位取之。

主治：脛部痹痛、脇痛、腹痛、崩漏、疝氣。

刺灸法：平刺 0.5～0.8 寸；可灸。

【膝關】Xīguān—LR7

定位：在小腿內側，脛骨內上踝的後下方，陰陵泉後 1 寸，腓腸肌內側頭的上部。正坐或仰臥，屈膝取之。

主治：膝臏腫痛、歷節風痛、咽喉腫痛。

刺灸法：直刺 0.8～1 寸；可灸。

【曲泉】Qūquán—LR8 合穴

定位：在膝內側，屈膝，膝關節內側面橫紋內側端，股內內側髁的後緣，半腱肌、半膜肌止端的前緣凹陷處。正坐仰臥，屈膝取之。

主治：下肢痿痹、月經不調、小便不利。

刺灸法：直刺 1～1.5 寸；可灸。

【陰包】Yīnbāo—LR9

定位：在大腿內側，股骨內上髁上 4 寸，股內肌與縫匠肌之間。正坐或仰臥位取之。

主治：腰痛、小便不利、月經不調、腹痛。

刺灸法：直刺 0.8～1 寸；可灸。

【足五里】Zúwǔlǐ—LR10

定位：在大腿內側，氣衝直下 3 寸，大腿根部，恥骨結節的下方，長收肌的外緣。仰臥位取之。

主治：小便不利、少腹脹痛、陰中濕疹。

刺灸法：直刺 0.5～0.8 寸；可灸。

【陰廉】Yīnlián—LR11

定位：在大腿內側，氣衝直下 2 寸，大腿根部，恥骨結節的下方，長收肌的外緣。仰臥位取之。

主治：少腹疼痛、月經不調、股內側痛。

刺灸法：直刺 0.8～1 寸；可灸。

【急脈】Jímài—LR12

定位：在恥骨結節的外側，氣衝外下方腹股溝動脈搏動處，前正中線旁 2.5 寸。仰臥位取之。

主治：疝氣、股內側痛、陰莖痛、陰挺。

刺灸法：直刺 0.5～1 寸；可灸。

【章門】Zhāngmén—LR13 脾募穴、臟會穴

定位：在側腹部，第十一肋游離端的下方。仰臥位取之。

主治：腹瀉、腸瀉、脅痛、腹脹、胃痛。

刺灸法：斜刺 0.5～0.8 寸；可灸。

【期門】Qīmén—LR14 肝募穴

定位：在胸部，當乳頭直下，第六肋間隙，前正線旁開 4 寸。仰臥位取之。

主治：胸脅脹痛、嘔逆、饑不欲食。

刺灸法：斜刺 0.5～0.8 寸；可灸。

5. 任脈穴

【會陰】Huìyīn—RN1

定位：在會陰部，男性當陰囊根部與肛門連線的中點；女性當大陰唇後聯合與肛門連線的中點。仰臥屈膝取之。

主治：陰癢、陰痛、小便難、睪丸炎、疝氣。

刺灸法：直刺 0.5～1 寸，孕婦慎用；可灸。

【曲骨】Qūgǔ—RN2 足厥陰、任脈之會

定位：在下腹部，前正中線上，恥骨聯合上緣的中點處。仰臥取之。

主治：帶下、小便淋瀝、陽痿、遺尿、遺精。

刺灸法：直刺 0.5～1 寸，穴位內為膀胱，故應在排尿後進行針刺；可灸。孕婦禁針。

【中極】Zhōngjí—RN3 膀胱募穴

定位：在下腹部，前正中線上，臍下 4 寸，曲骨上 1 寸處。仰臥取之。

主治：癃閉、陽痿、痛經、水腫、帶下。

刺灸法：直刺 0.5～1 寸，需在排尿後進行針刺，孕婦禁針；可灸。

【關元】Guānyuán—RN4 小腸募穴，足三陰、陽明、任脈之會

定位：在下腹部，前正中線上，臍下 3 寸，曲骨上 2 寸處。仰臥取之。

主治：尿頻、尿閉、痛經、遺精、疲勞冷憊。

刺灸法：直刺 0.5～1 寸，需要排尿後進行針刺，可灸。

【石門】Shímén—RN5 三焦募穴

定位：在下腹部，前正中線上，臍下 2 寸，曲骨上 3 寸處。仰臥取之。

主治：泄瀉、淋證、產後惡露不止，陰縮入腹。

刺灸法：直刺 0.5～1 寸；可灸。孕婦慎用。

【氣海】Qìhǎi—RN6 肓之原穴

定位：在下腹部，前正中線上，臍下 1.5 處。仰臥取之。

主治：泄瀉、肌體羸瘦、臟氣虛憊、中風脫證。

刺灸法：直刺 0.8～1.2 寸；宜灸

【陰交】Yīnjiāo—RN7 任脈、沖脈、足少陰之會穴

定位：在下腹部，前正中線上，臍下 1 寸處。仰臥取之。

主治：泄瀉、癃閉、血崩、繞臍冷、疝氣。

刺灸法：直刺0.5～1寸；可灸。

【神闕】Shéqué—RN8

定位：在腹正中，臍中央。仰臥取之。

主治：中風脫證、屍厥、脫肛、泄瀉、水腫。

刺灸法：禁針；宜灸

【水分】Shuǐfēn—RN9

定位：在上腹部，前正中線上，臍上1寸。仰臥取之。

主治：泄瀉、水腫、繞臍痛沖心、小兒陷囟。

刺灸法：直刺0.5～1寸。

【下脘】Xiàwǎn—RN10 任脈、足太陰之會穴

定位：在上腹部，前正中線上，臍上2寸處。仰臥取之。

主治：嘔逆、脘腹不適、脹痛、泄瀉、納呆。

刺灸法：直刺0.8～1.2寸；可灸。

【建里】Jiànlǐ—RN11

定位：在上腹部，前正中線上，臍上3寸處。仰臥取之。

主治：胃脘痛、腹脹、身腫、嘔逆、惡嘔。

刺灸法：直刺0.8～1寸；可灸。

【中脘】Zhōngwǎn—RN12 胃募穴；腑會；手太陽、手少陽、足陽明、任脈之會

定位：在上腹部，前正中線上，臍上4寸處。仰臥取之。

主治：腹脹、疼痛、泄瀉、惡嘔、便秘、呃逆。

刺灸法：直刺 0.8～1.2 寸；可灸。

【上脘】Shàngwán－RN13 足陽明、手太陽、任脈之會

定位：在上腹部，前正中線上，臍上 5 寸處。仰臥取之。

主治：黃疸、脘腹脹痛、食不化、泛酸、惡嘔。

刺灸法：直刺 0.5～1 寸；可灸。

【巨闕】Jùquè－RN14 心募穴

定位：在上腹部，前正中線上，臍上 6 寸處。仰臥取之。

主治：胃痛、腹脹、嘔逆、心悸、胸痛。

刺灸法：直刺 0.5～0.6 寸，向下斜刺；可灸。

【鳩尾】Jiūwěi－RN15 任脈別絡；絡穴；膏之原穴

定位：在上腹部，前正中線上，胸劍結合部下 1 寸處。仰臥取之。

主治：心悸、心煩、驚狂、胸悶、臟燥、心痛。

刺灸法：直刺 0.3～0.6 寸，向下斜刺；可灸。

【中庭】Zhōngtìng－RN16

定位：在上腹部，前正中線上，平第 5 肋間，即胸劍結合部。仰臥取之。

主治：呃逆、嘔吐、小兒吐乳、胸肋脹滿。

刺灸法：直刺 0.2～0.3 寸，向下斜刺；可灸。

【膻中】Tánzhōng－RN17 心包募穴；氣會穴

定位：在胸部，前正中線上，平第 4 肋間，兩乳頭連線的中點處。仰臥取之。

主治：胸痛、心煩、胸悶、乳少、咳嗽、痰多。

刺灸法：直刺 0.3～0.5 寸，或平刺；可灸。

【玉堂】Yùtáng — RN18

定位：在胸部，前正中線上，平第 3 肋間。仰臥取之。

主治：胸悶喘息、咳嗽氣短、胸痛、咳嗽。

刺灸法：直刺 0.3～0.5 寸；可灸。

【紫宮】Zǐgōng — RN19

定位：在胸部，前正中線上，平第 2 肋間。仰臥取之。

主治：胸膺疼痛、心煩咳嗽、嘔吐、納呆。

刺灸法：直刺 0.3～0.5 寸；可灸。

【華蓋】Huágài — RN20

定位：在胸部，前正中線上，平第 1 肋間。仰臥取之。

主治：胸痛、氣喘、咳嗽、咽喉腫痛。

刺灸法：直刺 0.3～0.5 寸；可灸。

【璇璣】Xuánjì — RN21

定位：在胸部，前正中線上，天突穴下 1 寸，相當於胸骨柄的中點處。仰臥取之。

主治：胸脇脹滿疼痛、喘息、咳嗽、咽喉腫痛。

刺灸法：直刺 0.3～0.5 寸；可灸。

【天突】Tiāntū — RN22

定位：在頸部，前正中線上，胸骨上窩中央。仰靠坐位取之。

主治：咽喉腫痛、暴喑、咳喘、梅核氣、癭氣。

刺灸法：先直刺，當針尖超過胸骨柄內緣後，即向下沿胸骨柄後緣，氣管前緣緩慢向下刺入 0.5～1 寸；可灸。

【廉泉】Liánquán — RN23

定位：在頸部，前正中線上，喉結上方，舌骨上緣凹陷處。仰靠坐位取之。

主治：中風失語、舌根縮急、暴喑、喉痹。

刺灸法：針尖向咽喉部刺入 0.5～1 寸；可灸。

【承漿】Chéngjiāng—RN24

定位：在面部，頦唇溝的正中凹陷處，仰靠坐位取之。

主治：口舌生瘡、面癱、齒痛、面痛、流涎。

刺灸法：斜刺 0.3～0.5 寸；可灸。

6. 督脈穴

【長強】Chángqiáng—DU1 足少陰、少陽交會穴、絡穴

定位：在尾骨端下，尾骨端與肛門連線的中點處。俯臥位或膝胸位取之。

主治：痔瘡、尾骶骨疼痛、大小便難、癲癇。

刺灸法：斜刺，針尖向上與骶骨平行刺入 0.5～1 寸。不得刺穿直腸，以防感染，不灸。

【腰俞】Yāoshū—DU2

定位：在骶部，後正中線上，骶管裂孔處。伏臥位取之。

主治：腰骶部疼痛、足部清冷麻木、月經不調。

刺灸法：向上斜刺 0.5～1 寸；可灸。

【腰陽關】Yāoyángguān—DU3

定位：在腰部，後正中線上，第 4 腰椎棘突下凹陷中。俯臥或正坐位取之。

主治：腰骶疼痛、小兒麻痹症、遺精、陽痿。

刺灸法：直刺 0.5～1 寸；可灸。

【命門】Mìngmén—DU4

定位：在腰部，後正中線上，第 2 腰椎棘突下凹陷中。俯臥或正坐位取之。

主治：腎虛腰痛、陽痿、早洩、月經不調。

刺灸法：直刺 0.5～1 寸；可灸。

【懸樞】Xuánshū—DU5

定位：在腰部，後正中線上，第 1 腰椎棘突下凹陷中。俯臥或正坐位取之。

主治：腰脊強痛、下肢痿痹、腹脹、腸鳴泄瀉。

刺灸法：直刺 0.5～1 寸；可灸。

【脊中】Jízhōng—DU6

定位：在背部，後正中線上，第 11 胸椎棘突下凹陷中。俯臥或俯伏位取之。

主治：背脊強痛、黃疸、脫肛、腹滿。

刺灸法：斜刺 0.5～1 寸；可灸。

【中樞】Zhōngshū—DU7

定位：在背部，後正中線上，第 10 胸椎棘突下凹陷中。俯臥或俯伏位取之。

主治：腰脊背疼痛、胃痛、納呆、黃疸。

刺灸法：斜刺 0.5～1 寸；可灸。

【筋縮】Jīnsuó—DU8

定位：在背部，後正中線上，第 9 胸椎棘突下凹陷中。俯臥或俯伏位取之。

主治：腰背疼痛、胃脘痛、癲癇。

刺灸法：斜刺 0.5～1 寸；可灸。

【至陽】Zhìyáng—DU9

定位：在背部，後正中線上，第 7 胸椎棘突下凹陷中，約與肩胛下角相平。俯臥或俯伏位取之。

主治：呃逆、黃疸、胸脇脹痛、腰脊疼痛。

刺灸法：0.5～1 寸；可灸。

【靈台】Língtái—DU10

定位：在背部，後正中線上，第 6 胸椎棘突下凹陷中。俯臥或俯伏位取之。

主治：咳嗽、哮喘、項強、背痛、胸脇脹痛。

刺灸法：斜刺 0.5～1 寸；可灸。

【神道】Shéndào—DU11

定位：在背部，後正中線上，第 5 胸椎棘突下凹陷中。俯臥或俯伏位取之。

主治：肩背痛、健忘、胸悶、肌肉痛。

刺灸法：斜刺 0.5～1 寸；可灸。

【身柱】Shēnzhù—DU12

定位：在背部，後正中線上，第 3 胸椎棘突下凹陷中。俯臥或俯伏位取之。

主治：身熱、咳喘、癲狂、腰脊強痛。

刺灸法：斜刺 0.5～1 寸；可灸。

【陶道】Táodào—DU13 **督脈、足太陽之會**

定位：在背部，後正中線上，第 1 胸椎棘突下凹陷中。俯臥或正俯伏取之。

主治：頭痛、發熱、頸項強痛、咳嗽。

刺灸法：斜刺 0.5～1 寸；可灸。

【大椎】Dàzhuī—DU14 **手足之陽、督脈之會**

定位：在頸下部，後正中線上，第 7 頸椎棘突下凹陷

一、針灸經絡腧穴文字說明

中。正坐低頭或俯伏位取之。

主治：身熱、肩頸疼痛、癲狂、小兒驚風。

刺灸法：斜刺 0.5～1 寸；可灸。

【啞門】Yǎmén—DU15

定位：在項部，後髮際正中直上 0.5 寸，第一頸椎下。正坐位取之。

主治：失語、頸項強急、脊強反折。

刺灸法：伏案正坐位，使頭微前傾，項肌放鬆，向下頜方向緩慢刺入 0.5～1 寸；可灸。

【風府】Fēngfǔ—DU16

定位：在項部，後髮際正中直上 1 寸，枕外隆凸直下，兩側斜方肌之間凹陷中。正坐位取之。

主治：舌強不語、失音、頭痛、頸項強急。

刺灸法：伏案正坐，使頭微前傾，項肌放鬆，向下頜方向緩慢刺入 0.5～1 寸。針尖不可向上，以免刺入枕骨大孔，誤傷延延髓。可灸。

【腦戶】Nǎohù—DU 17

定位：在頭部，後髮際正中直上 2.5 寸，風府穴上 1.5 寸，枕外隆凸的上緣凹陷處。俯伏坐位取之。

主治：頭痛頭重、眩暈、面赤、目黃。

刺灸法：平刺 0.5～1 寸；可灸。

【強間】Qiángjiān—DU18

定位：在頭部，後髮際正中直上 4 寸。正坐位或俯伏坐位。

主治：眩暈、頸項強直、頭痛、失眠、癲狂。

刺灸法：平刺 0.5～0.8 寸；可灸。

【後頂】Hòudǐng—DU19

定位：在頭部，後髮際正中直上5.5寸。正坐位取之。

主治：頭痛、項強、偏頭痛、癲狂、癇證。

刺灸法：平刺0.5～1寸；可灸。

【百會】Bǎihuì—DU20

定位：在頭部，前髮際正中直上5寸，或兩耳尖連線
的中點處。正坐位取之。

主治：頭昏、頭痛、中風、虛損、老年性癡呆。

刺灸法：平刺0.5～0.8寸；可灸。

【前頂】Qiándǐng—DU21

定位：在頭部，前髮際正中直上3.5寸。正坐位取之。

主治：眩暈、頭頂痛、鼻炎、驚風。

刺灸法：平刺0.3～0.5寸；可灸。

【囟會】Xìnhuì—DU22

定位：在頭部，前髮際正中直上2寸。正坐位取之。

主治：頭暈目眩、面赤腫痛、鼻痛、嗜睡。

刺灸法：平刺0.3～0.5寸，小兒禁刺；可灸。

【上星】Shàngxīng—DU23

定位：在頭部，前髮際正中直上1寸。仰靠坐位取之。

主治：頭痛、迎風流淚、鼻衄、面赤腫、眩暈。

刺灸法：平刺0.5～0.8寸；可灸。

【神庭】Shéntíng—DU24

定位：在頭部，前髮際正中直上0.5寸。仰靠坐位取
之。

主治：頭痛、頭昏、癲狂、失眠。

刺灸法：平刺0.3～0.5寸；可灸。

一、針灸經絡腧穴文字說明

【素髎】Sùliáo—DU25

定位：在面部，鼻尖的正中央。仰靠坐位取之。

主治：鼻流清涕、鼻塞、驚厥、昏迷、升壓。

刺灸法：向上斜刺 0.3～0.5 寸；或點刺出血；不灸。

【水溝】Shuǐgōu—DU26

定位：在面部，人中溝的上 1/3 與中 1/3 交點處。仰靠坐位取之。

主治：昏迷、中風、急性腰扭傷、癲病。

刺灸法：向上斜刺 0.3～0.5 寸，不灸。

【兌端】Duìduān—DU27

定位：在面部，上唇的尖端，人中溝下端的皮膚與唇的移行部。仰靠坐位取之。

主治：口歪唇緊、口臭、齒齦痛、鼻塞、癲病。

刺灸法：斜刺 0.2～0.3 寸；不灸。

【齦交】Yínjiāo—DU28

定位：在上唇內，唇系帶與上齒齦的相接處。仰靠坐位取之。

主治：牙關不開、齒衄、牙齦腫痛、口臭。

刺灸法：向上斜刺 0.2～0.3 寸；不灸。

7. 經外奇穴

$\boxed{\text{頭部穴}}$

【四神聰】Sìshéncōng EX—HN1

定位：在頭面部，百會前後左右各 1 寸，共 4 個穴位。正坐位取之。

主治：頭痛、眩暈、癲狂、癇證、健忘。

刺灸法：平刺 0.5～0.8 寸；可灸。

【當陽】Dāngyáng EX─HN2

定位：在頭前部，瞳孔直上，前髮際上 1 寸。正坐位取之。

主治：頭痛、偏頭痛、眩暈、鼻塞、鼻淵。

刺灸法：沿皮刺 0.5～0.8 寸；可灸。

【印堂】Yìntáng EX─HN3

定位：在額部，兩眉頭之中間。正坐仰靠位，或仰臥位取之。

主治：鼻淵、頭痛、頭昏、面痛。

刺灸法：提捏局部皮膚，向下平刺 0.3～0.5 寸；或點刺出血，可灸。

【魚腰】Yúyāo EX─HN4

定位：在額部，瞳孔直上，眉毛中。正坐，或仰臥位取之。

主治：目赤腫痛、眼瞼下垂、口眼歪斜。

刺灸法：平刺 0.3～0.5 寸。

【太陽】Tàiyáng EX─HN5

定位：在顳部，眉梢與目外眥之間，向後約一橫指的凹陷處。正坐，或側伏坐位取之。

主治：目赤腫痛、頭痛、眩暈、目乾澀。

刺灸法：直刺或斜刺 0.3～0.5 寸，或點刺出血；可灸。

【耳尖】Ěrjiān EX─HN6

定位：在耳廓的上方，折耳向前，耳廓上方的尖端處。正坐，或側伏坐位取之。

主治：麥粒腫、頭痛、喉痹、咽痛。

刺灸法：直刺 0.1～0.2 寸，或點刺出血。可灸。

【球後】Qiúhòu EX—HN7

定位：眶下緣外 1/4 與內 3/4 交界處。仰靠坐位取之。

主治：近視、視神經痿縮、青光眼、白內障。

刺灸法：沿眶下緣從外下向內上，向視神經孔方向刺 0.5～1 寸；可灸。

【上迎香】Shàngyíngxiāng EX—HN8

定位：在面部，鼻翼軟骨與鼻甲的交界處，近鼻唇溝上端處。仰靠坐位取之。

主治：鼻塞、暴發火眼、迎風流淚、頭痛。

刺灸法：向內上方斜刺 0.3～0.5 寸；可灸。

【內迎香】Nèiyíngxiāng EX—HN9

定位：在鼻孔內，鼻翼軟骨與鼻甲交界的黏膜處。仰靠坐位取之。

主治：眩暈、鼻塞、目赤腫痛、喉痹、熱病。

刺灸法：點刺出血，有出血體質者忌用。

【聚泉】Jùquán EX—HN10

定位：在口腔內，舌背正中縫的中點處。正坐位，張口伸舌取之。

主治：舌強、舌緩、食不知味、舌萎、言蹇。

刺灸法：直刺 0.1～0.2 寸；可點刺出血。

【海泉】Hǎiquán EX—HN11

定位：在口腔內，舌下系帶中點處。正坐張口舌轉捲向後方取之。

主治：重舌腫脹、喉閉、呃逆、消渴。

刺灸法：用圓利針或細三棱針點刺出血。

【金津、玉液】Jīnjīn, Yùyè EX—HN12

定位：左稱金津，右稱玉液。正坐張口，舌轉捲向後方，於舌面下，舌系帶兩旁之靜脈上取之。

主治：舌強、失語、口瘡、嘔吐、咽痛。

刺灸法：點刺出血。

【翳明】Yìming EX—HN13

定位：在項部，當翳風後 1 寸。正坐位，頭略前傾取之。

主治：頭痛、眩暈、失眠、雀目、青盲。

刺灸法：直刺 0.5～1 寸；可灸。

【頸百勞】Jǐngbáiláo EX—HN14

定位：在頸部，當大椎直上 2 寸，後正中線旁開 1 寸。正坐位或俯伏坐位。

主治：頸項強痛、汗證、潮熱、落枕。

刺灸法：直刺 0.5～1 寸；可灸。

胸腹部穴

【子宮】Zǐgōng EX—CA1

定位：在下腹部，臍中下 4 寸，中極旁開 3 寸。仰臥位取之。

主治：子宮脫垂、崩漏、不孕、月經不調。

刺灸法：直刺 0.8～1.2 寸；可灸。

背部穴

【定喘】Dìngchuǎn EX—B1

定位：在背部，在第7頸椎棘突下，旁開0.5寸。俯伏或俯臥位取之。

主治：哮喘、咳嗽、落枕、肩背痛。

刺灸法：直刺，或偏向內側0.5～1寸；可灸。

【夾脊】Jiájí EX—B2

定位：在背腰部，第1胸椎至第5腰椎棘突下兩側，後正中線旁開0.5寸；一側17個穴位。俯伏或俯臥位取之。

主治：主治範圍較廣，上胸部穴位治心肺，上肢疾病，下胸部的穴位治療胃腸疾病，腰部的穴位治療腰、腹及下肢疾病。

刺灸法：直刺0.3～0.5寸，或用梅花針叩刺；可灸。

【胃管下俞】Wèiguǎnxiàshū EX—B3

定位：在背部，第8胸椎棘突下，旁開1.5寸。俯伏或俯臥位取之。

主治：胃痛、腹痛、胸脇痛、消渴、咽乾。

刺灸法：斜刺03～0.5寸；可灸。

【痞根】Pǐgēn EX—B4

定位：在腰部，第1腰椎棘突下，旁開3.5寸。俯臥位取之。

主治：腰痛、脇肋痛、疝痛、痞塊、反胃。

刺灸法：直刺0.5～1寸；可灸。

【下極俞】Xiàjǐshū EX—B5

定位：在腰部，後正中線上，第3腰椎棘突下凹陷中。俯臥位取之。

主治：下肢酸痛、腰痛、小便不利、遺尿。

刺灸法：直刺 0.5～1 寸；可灸。

【腰眼】Yāoyǎn EX—B6

定位：在腰部，第 4 腰椎棘突下，旁開約 3.5 寸凹陷處。俯臥位取之。

主治：腰痛、尿頻、消渴、婦科疾患。

刺灸法：直刺 0.5～1 寸；可灸。

【十七椎】Shíqīzhuī EX—B7

定位：在腰部，尾骨端直上 2 寸，骶角之間凹陷中。俯臥位取之。

主治：遺尿、腰骶痛、腿痛、痛經、崩漏。

刺灸法：直刺 0.5～1 寸；可灸。

【腰奇】Yāoqí EX—B8

定位：在骶部，後正中線上，第五腰椎棘突下。俯臥或側臥位取之。

主治：頭痛、失眠、癲癇、便秘。

刺灸法：向上平刺 1～1.5 寸；可灸。

$$上肢穴$$

【肘尖】Zhǒujiān EX—UE1

定位：在肘後部，屈肘，當尺骨鷹嘴的尖端。正坐屈肘約 90 度取之。

主治：痛疽，疔瘡、腸癰、霍亂、瘰癧。

刺灸法：灸。

【二白】Èrbái EX—UE2

定位：在前臂掌側，腕橫紋上4寸，橈側腕屈肌腱的兩側，一側2個穴位。伸腕仰掌取之。

主治：長臂痛、痔瘡、脫肛、胸脇痛。

刺灸法：直刺0.5～0.8寸；可灸。

【中泉】Zhōngquán EX—UE3

定位：在腕背側橫紋中，指總伸肌腱橈側的凹陷處。伏掌取之。

主治：掌中熱、咳喘、心痛、胃脘脹痛。

刺灸法：直刺0.3～0.5寸；可灸。

【中魁】Zhōngkuí EX—UE4

定位：在中指背側，近側指間關節的中點處。握拳，掌心向心取之。

主治：鼻淵、鼻衄、嘔吐、呃逆、牙痛。

刺灸法：灸。

【大骨空】Dàgǔkōng EX—UE5

定位：在拇指背側指間關節中點處。握拳，掌心向心取之。

主治：目痛、目翳、白內障、鼻淵、腹瀉。

刺灸法：灸。

【小骨空】Xiǎogǔkōng EX—UE6

定位：在小指背側指間關節中點處。握拳，掌心向心取之。

主治：指關節腫痛、喉痛、目翳、目赤腫痛。

刺灸法：灸。

【腰眼點】Yāoyándián EX—UE7

定位：在手背側，第二、三掌骨及第四、五掌骨之間，腕橫紋與掌指關節中點處；一側2穴，左右共4個穴位。伏掌取之。

主治：急性腰扭傷、手背紅腫疼痛。

刺灸法：直刺0.3～0.5寸；可灸。

【外勞宮】Wàiláogōng EX—UE8

定位：在手背側，第二、三掌骨之間，掌指關節後0.5寸。伏掌取之。

主治：落枕、手指屈伸不利、麻木、手背紅腫。

刺灸法：直刺0.5～0.8寸；可灸。

【八邪】Bāxué EX—UE9

定位：在手背側，第一至五指間，指蹼緣後方赤白肉際處，左右共8個穴位。微握拳取之。

主治：手指麻木腫痛、咽齒痛。

刺灸法：向上斜刺0.5～0.8寸，或點刺出血。可灸。

【四縫】Sìfèng EX—UE10

定位：在第二至五指掌側，近端指關節的中央，一側4個穴位。仰掌伸指取之。

主治：疳積、小兒腹瀉、咳喘、腸蟲症。

刺灸法：直刺0.1～0.2寸，擠出少量黃白色黏液或出血。

【十宣】Shíxuān EX—UE11

定位：在手十指尖端，距指甲游離緣0.1寸，左右共10個穴位。仰掌，十指微屈取之。

主治：昏迷、暈厥、中暑、咽喉腫痛、指麻。

刺灸法：直刺 0.1〜0.2 寸，或點刺出血。

$$\boxed{\text{下肢穴}}$$

【髖骨】Kuāngǔ EX—LE1
定位：在大腿前面下部，當梁丘兩旁各 1.5 寸，一側 2 穴，左右共有 4 個穴位。仰臥取之。
主治：下肢癱瘓、坐骨神經痛、膝關節腫痛。
刺灸法：直刺 0.5〜1 寸；可灸。

【百蟲窩】Báichōngwuō EX—LE3
定位：在大腿內側，髕底內側上 3 寸，即血海上 1 寸。正坐屈膝或仰臥位取之。
主治：濕疹、風疹、膚癢、下部生瘡、蟲症。
刺灸法：直刺 0.5〜1 寸；可灸。

【鶴頂】Hèdǐng EX—LE2
定位：在膝上部，髕底的中點上方凹陷處。屈膝取之。
主治：膝關節疼痛、下肢乏力、腳氣。
刺灸法：直刺 0.5〜0.8 寸；可灸。

【內膝眼】Nèixīyán EX—LE4
定位：在髕韌帶內側凹陷處。正坐屈膝或仰臥位取之。
主治：膝關節酸痛、下肢疼痛、行走不利。
刺灸法：從前內向後外斜刺 0.5〜1 寸。

【膝眼】Xīyǎn EX—LE5
定位：在髕韌帶兩側凹陷處，在內側的稱內膝眼，外側的稱外膝眼。屈膝取之。
主治：腿痛、膝關節腫痛、鶴膝風、腳氣。

刺灸法：向膝中斜刺 0.5～1 寸，或透刺對側膝眼；可灸。

【膽囊】Dánnáng EX—LE6

定位：在小腿外側上部，腓骨小頭前下方凹陷處（陽陵泉）直下 2 寸。正坐或側臥位取之。

主治：急慢性膽囊炎，膽石症，脇痛。

刺灸法：直刺 1～1.5 寸；可灸。

【闌尾】Lánwèi EX—LE7

定位：在小腿前側上部，犢鼻下 5 寸，脛骨前脊外側旁開一橫指。正坐或仰臥屈膝取之。

主治：急慢性闌尾炎、腹痛、下肢痿痺。

刺灸法：直刺 0.5～1 寸；可灸。

【內踝尖】Nèihuáijiān EX—LE8

定位：在足外側面，外踝的凸起處。正坐或仰臥取之。

主治：小兒不語、牙痛、乳蛾、霍亂轉筋。

刺灸法：禁刺；可灸。

【外踝尖】Wàihuáijiān EX—LE9

定位：在足外側面，外踝的凸起處。正坐或仰臥取之。

主治：踝關節腫痛、牙痛、小兒重舌。

刺灸法：禁刺，可灸。

【八風】Bāfēng EX—LE10

定位：在足背側，第一至五趾間，趾蹼緣後方赤白肉際處；一側 4 穴，左右共 8 個穴位。

主治：足跗腫痛、足趾麻木、頭痛、瘧疾。

刺灸法：斜刺 0.5～0.8 寸，或點刺出血；可灸。

【獨陰】Dúyīn EX—LE11

定位：在足第二趾的跖側遠側趾間關節的中點。仰臥位取之。

主治：胸脇病、嘔吐、月經不調、卒心痛。

刺灸法：直刺 0.1～0.2 寸；可灸。

【氣端】Qìduān EX—LE12

定位：在足十趾尖端，距趾甲游離緣 0.1 寸。正坐或仰臥位取之。

主治：足趾麻木、中風急救、腳背腫痛。

刺灸法：直刺 0.1～0.2 寸；可灸。

（二）部位取穴法

1. 軀幹部穴位

（1）軀幹胸腹穴位

任脈穴

【會陰】Huìyīn—RN1

定位：在會陰部，男性當陰囊根部與肛門連線的中點；女性當大陰唇後聯合與肛門連線的中點。仰臥屈膝取之。

【曲骨】Qūgǔ—RN2 足厥陰、任脈之會

定位：在下腹部，前正中線上，恥骨聯合上緣的中點處。仰臥取之。

【中極】Zhōngjí—RN3 膀胱經募穴

定位：在下腹部，前正中線上，臍下 4 寸，曲骨上 1

寸處。仰臥取之。

【關元】Guānyuán—RN4 小腸募穴，足三陰、陽明、任脈之會

定位：在下腹部，前正中線上，臍下 3 寸，曲骨上 2 寸處。仰臥取之。

【石門】Shímén—RN5 三焦募穴

定位：在下腹部，前正中線上，臍下 2 寸，曲骨上 3 寸處。仰臥取之。

【氣海】Qìhǎi—RN6 肓之原穴

定位：在下腹部，前正中線上，臍下1.5處。仰臥取之。

【陰交】Yīnjiāo—RN7 任脈、沖脈、足少陰之會穴

定位：在下腹部，前正中線上，臍下 1 寸處。仰臥取之。

【神闕】Shénquē—RN8

定位：在腹正中，臍中央。仰臥取之。

【水分】Shuǐfēn—RN9

定位：在上腹部，前正中線上，臍上 1 寸。仰臥取之。

【下脘】Xiàwǎn—RN10 任脈、足太陰之會穴

定位：在上腹部，前正中線上，臍上 2 寸處。仰臥取之。

【建里】Jiànlǐ—RN11

定位：在上腹部，前正中線上，臍上 3 寸處。仰臥取之。

【中脘】Zhōngwǎn—RN12 胃募穴；腑會；手太陽、手少陽、足陽明、任脈之會

定位：在上腹部，前正中線上，臍上 4 寸處。仰臥取

之。

【上脘】Shàngwǎn—RN13 足陽明、手太陽、任脈之會

定位：在上腹部，前正中線上，臍上 5 寸處。仰臥取之。

【巨闕】Jùquè—RN14 心募穴

定位：在上腹部，前正中線上，臍上 6 寸處。仰臥取之。

【鳩尾】Jiūwěi—RN15 募穴、膏之原穴

定位：在上腹部，前正中線上，胸劍結合部下 1 寸處。仰臥取之。

【中庭】Zhōngtíng—RN16

定位：在上腹部，前正中線上，平第 5 肋間，即胸劍結合部。仰臥取之。

【膻中】Tánzhōng—RN17 心包募穴；氣會穴；足太陰、手少陰，手太陽、手少陽、任脈之會

定位：在胸部，前正中線上，平第 4 肋間，兩乳頭連線的中點處。仰臥取之。

【玉堂】Yùtáng—RN18

定位：在胸部，前正中線上，平第 3 肋間。仰臥取之。

【紫宮】Zǐgōng—RN19

定位：在胸部，前正中線上，平第 2 肋間。仰臥取之。

【華蓋】Huágài—RN20

定位：在胸部，前正中線上，平第 1 肋間。仰臥取之。

【璇璣】Xuánjī—RN21

定位：在胸部，前正中線上，天突穴下 1 寸，相當於胸骨柄的中點處。仰臥取之。

$\boxed{\text{督脈穴}}$

【長強】Chángqiáng－DU1 絡穴、足少陰、少陽交會穴

定位：在尾骨端下，尾骨端與肛門連線的中點處。俯臥位或膝胸位取之。

$\boxed{\text{足陽明胃經穴}}$

【氣戶】Qìhù－ST13

定位：在胸部，鎖骨中點下緣距前正中線4寸處。仰臥取之。

【庫房】Kùfáng－ST14

定位：在胸部，第1肋間隙，距前正中線4寸處。仰臥取之。

【屋翳】Wūyì－ST15

定位：在胸部，第2肋間隙，距前正中線4寸處。仰臥取之。

【膺窗】Yīngchuāng－ST16

定位：在胸部，第3肋間隙，距前正中線4寸處。仰臥取之。

【乳中】Rǔzhōng－ST17

定位：在胸部，第4肋間隙，乳頭中央，距前正中線4寸處。仰臥取之。

【乳根】Rǔgēn－ST18

定位：在胸部，乳頭直下，乳房根部，第5肋間隙，

距前正中線 4 寸處。仰臥取之。

【不容】Bùróng－ST19

定位：在上腹部，臍中上 6 寸，距前正中線 2 寸處。仰臥取之。

【承滿】Chéngmǎn－ST20

定位：在上腹部，臍中上 5 寸，距前正中線 2 寸處。仰臥取之。

【梁門】Liángmén－ST21

定位：在上腹部，臍中上 4 寸，距前正中線 2 寸處。仰臥取之。

【關門】Guānmén－ST22

定位：在上腹部，臍中上 3 寸，距前正中線 2 寸處。仰臥取之。

【太乙】Tàiyǐ－ST23

定位：在上腹部，臍中上 2 寸，距前正中線 2 寸處。仰臥取之。

【滑肉門】Huáròumén－ST24

定位：在上腹部，臍中上 1 寸，距前正中線 2 寸處。仰臥取之。

【天樞】Tiānshū－ST25　**大腸募穴**

定位：在腹中部，臍中旁開 2 寸處。仰臥取之。

【外陵】Wàilíng－ST26

定位：在下腹部，臍中下 1 寸，距前正中線 2 寸處。仰臥取之。

【大巨】Dàjù－ST27

定位：在下腹部，臍中下 2 寸，距前正中線 2 寸處。

仰臥取之。

【水道】Shuǐdào—ST28

定位：在下腹部，臍中下 3 寸，距前正中線 2 寸處。仰臥取之。

【歸來】Guālái—ST29

定位：在下腹部，臍中下 4 寸，距前正中線 2 寸處。仰臥取之。

【氣衝】Qìchōng—ST30

定位：在腹股溝稍上方，臍中下 5 寸，距前正中線 2 寸處。仰臥取之。

手厥陰心包經穴

【天池】Tiānchí—PC1 手足厥陰、足少陽之會

定位：在胸部第 4 肋間隙，乳頭外 1 寸，仰臥取之。

足厥陰肝經穴

【期門】Qīmén—LR14 肝募穴

定位：在胸部，當乳頭直下，第六肋間隙，前正中線旁開 4 寸。仰臥位取之。

【章門】Zhāngmén—LR13 脾募穴、臟會穴

定位：在側腹部，當第十一肋游離端的下方。仰臥位取之。

一、針灸經絡腧穴文字說明

足少陽膽經穴

【日月】 Rìyuè —GB24 膽募穴

定位：在上腹部，乳頭直下，第七肋間隙，前正中線旁開 4 寸。仰臥位取之。

【淵腋】 Yuānyè —GB22

定位：在側胸部，舉臂，腋中線上，腋下 3 寸，第 4 肋間隙中。仰臥或側臥位取之。

【輒筋】 Zhéjīn —GB23

定位：在側胸部，淵腋穴前 1 寸，平乳頭，第 4 肋間隙中，仰臥或側臥位取之。

【京門】 Jīngmén —GB25 腎募穴

定位：在側腰部，章門後 1.8 寸，當第十二肋骨游離端的下方。仰臥位取之。

【帶脈】 Dàimài —GB26 足少陽經與帶脈交會穴

定位：在側腹部，章門後 1.8 寸，當第十一肋骨游離端的下方垂線與臍水平線的交點上。側臥位取之。

【五樞】 Wǔshū —GB27 足少陽經與帶脈交會穴

定位：在側腹部，髂前上棘之前 0.5 寸，約平臍下 3 寸處。側臥位取之。

【維道】 Wéidào —GB28 足少陽經與帶脈交會穴

定位：在側腹部，髂前上棘之前下方，五樞穴前下 0.5 寸。側臥位取之。

足太陰脾經穴

【衝門】Chōngmén — SP12

定位：在腹股溝外側，距恥骨聯合上緣中點 3.5 寸，髂外動脈搏動處的外側。仰臥位取之。

【府舍】Fǔshè — SP13

定位：在下腹部，臍中下 4 寸，衝門上 0.7 寸，距前正中線 4 寸。仰臥位取之。

【腹結】Fùjié — SP14

定位：在下腹部，大橫下 1.3 寸，距前正中線 4 寸。仰臥位取之。

【大橫】Dàhéng — SP15

定位：在中腹部，距臍中 4 寸。仰臥位取之。

【腹哀】Fùāi — SP16

定位：在上腹部，臍中上 3 寸，距前正中線 4 寸。仰臥位取之。

【食竇】Shídòu — SP17

定位：在腹外側部，第五肋間隙，距前正中線 6 寸。仰臥位取之。

【天谿】Tiānxī — SP18

定位：在胸外側部，第四肋間隙，距前正中線 6 寸。仰臥位取之。

【胸鄉】Xiōngxiāng — SP19

定位：在胸外側部，第三肋間隙，距前正中線 6 寸。仰臥位取之。

一、針灸經絡腧穴文字說明

【周榮】Zhōuróng—SP20

定位：在胸外側部，第二肋間隙，距前正中線 6 寸。仰臥位取之。

【大包】Dàbāo—SP21 脾之大絡

定位：在側胸部，腋中線上，第六肋間隙處。側臥舉臂取之。

手太陰肺經穴

【中府】Zhōngfǒ—LU1 募穴

定位：在胸前壁的外上方，距前正中線 6 寸，平第 1 肋間隙，雲門下 1 寸。正坐或仰臥取之。

【雲門】Yúnmén—LU2

定位：在胸前壁的外上方，距前正中線 6 寸，肩胛骨喙突上方，鎖骨下窩凹陷處。正坐或仰臥取之。

經外奇穴

【子宮】Zǐgōng EX—CA1

定位：在下腹部，臍中下 4 寸，中極旁開 3 寸。仰臥位取之。

手太陰心經穴

【極泉】Jíquán—HT1

定位：在腋窩頂點，腋動脈搏動處。正坐或仰臥位，上臂外展取之。

(2) 軀幹背臀穴位

足太陽膀胱經穴

【會陽】Huìyáng—BL35

定位：在骶部，尾骨旁開 0.5 寸。俯臥取之。

督脈穴

【腰俞】Yāoshū—DU2

定位：在骶部，後正中線上，骶管裂孔處。俯臥位取
之。

【腰陽關】Yāoyángguān—DU3

定位：在腰部，後正中線上，第 4 腰椎棘突下凹陷
中。俯臥或正坐位取之。

【命門】Mìngmén—DU4

定位：在腰部，後正中線上，第 2 腰椎棘突下凹陷
中。俯臥或正坐位取之。

【懸樞】Xuánshū—DU5

定位：在腰部，後正中線上，第 1 腰椎棘突下凹陷
中。俯臥位取之。

【脊中】Jízhōng—DU6

定位：在背部，後正中線上，第 11 胸椎棘突下凹陷
中。俯伏坐位取之。

【中樞】Zhōngshū—DU7

定位：在背部，後正中線上，第 10 胸椎棘突下凹陷
中。俯臥或俯伏坐位取之。

【筋縮】Jīnsuó — DU8

定位：在背部，後正中線上，第 9 胸椎棘突下凹陷中。俯臥或俯伏坐位取之。

【至陽】Zhìyáng — DU9

定位：在背部，後正中線上，第 7 胸椎棘突下凹陷中，約與肩胛下角相平。俯臥或俯伏坐位取之。

【靈台】Língtái — DU10

定位：在背部，後正中線上，第 6 胸椎棘突下凹陷中。俯臥或俯伏坐位取之。

【神道】Shéndào — DU11

定位：在背部，後正中線上，第 5 胸椎棘突下凹陷中。俯臥或俯伏坐位取之。

針灸腧穴便覽

【身柱】Shēnzhù — DU12

定位：在背部，後正中線上，第 3 胸椎棘突下凹陷中。俯臥或俯伏坐位取之。

【陶道】Táodào — DU13 **督脈、足太陽之會**

定位：在背部，後正中線上，第 1 胸椎棘突下凹陷中。俯臥或俯伏坐位取之。

【大椎】Dàzhuī — DU14 **手足之陽、督脈之會**

定位：在頸下部，後正中線上，第 7 頸椎棘突下凹陷中。正坐低頭或俯伏坐位取之。

足太陽膀胱經穴

【大杼】Dàzhù — BL11 **骨會**

定位：在背部，當第 1 胸椎棘突下，旁開 1.5 寸處。

正坐或俯臥取之。

【風門】Fēngmén—BL12

定位：在背部，第 2 胸椎棘突下，旁開 1.5 寸處，正坐或俯臥取之。

【肺兪】Fèishū—BL13 背兪穴

定位：在背部，第 3 胸椎棘突下，旁開 1.5 寸處。正坐或俯臥取之。

【厥陰兪】Juéyīnshū—BL14 背兪穴

定位：在背部，第 4 胸椎棘突下，旁開 1.5 寸處。正坐或俯臥取之。

【心兪】Xīnshū—BL15 背兪穴

定位：在背部，當第 5 胸椎棘突下，旁開 1.5 寸處。正坐或俯臥取之。

【督兪】Dúshū—BL16

定位：在背部，第 6 胸椎棘突下，旁開 1.5 寸處。正坐或俯臥取之。

【膈兪】Géshū—BL17 血會

定位：在背部，第 7 胸椎棘突下，旁開 1.5 寸處。正坐或俯臥取之。

【肝兪】Gānshū—BL18 背兪穴

定位：在背部，第 9 胸椎棘突下，旁開 1.5 寸處。正坐或俯臥取之。

【膽兪】Dánshū—BL19 背兪穴

定位：在背部，第 10 胸椎棘突下，旁開 1.5 寸處。正坐或俯臥取之。

一、針灸經絡腧穴文字說明

【脾兪】Píshū—BL20 背兪穴

定位：在背部，第 11 胸椎棘突下，旁開 1.5 寸處。俯臥取之。

【胃兪】Wèishū—BL21 背兪穴

定位：在背部，第 12 胸椎棘突下，旁開 1.5 寸處。俯臥取之。

【三焦兪】Sānjiāoshū—BL22 背兪穴

定位：在腰部，第 1 腰椎棘突下，旁開 1.5 寸處。俯臥取之。

【腎兪】Shènshū—BL23 背兪穴

定位：在腰部，第 2 腰椎棘突下，旁開 1.5 寸處。俯臥取之。

【氣海兪】Qìhǎishū—BL24

定位：在腰部，第 3 腰椎棘突下，旁開 1.5 寸處。俯臥取之。

【大腸兪】Dàchàngshū—BL25 背兪穴

定位：在腰部，第 4 腰椎棘突下，旁開 1.5 寸處。俯臥取之。

【關元兪】Guānyuánshū—BL26

定位：在腰部，第 5 腰椎棘突下，旁開 1.5 寸處。俯臥取之。

【小腸兪】Xiǎochángshū—BL27 背兪穴

定位：在骶部，骶正中嵴旁 1.5 寸，平第 1 骶後孔。俯臥取之。

【膀胱兪】Pángguāngshū—BL28 背兪穴

定位：在骶部，骶正中嵴旁 1.5 寸，平第 2 骶後孔。

俯臥取之。

【中膂兪】Zhōnglǘshū — BL 29

定位：在骶部，骶正中嵴旁 1.5 寸，平第 3 骶後孔。
俯臥取之。

【白環兪】Báihuánshū — BL30

定位：在骶部，骶正中嵴旁 1.5 寸，平第 4 骶後孔。
俯臥取之。

【上髎】Shàngliáo — BL31

定位：在骶部，髂後上棘與後正中線之間，適對第 1
骶後孔處。俯臥取之。

【次髎】Cìliáo — BL32

定位：在骶部，髂後上棘內下方，適對第 2 骶後孔
處。俯臥取之。

【中髎】Zhōngliáo — BL33

定位：在骶部，次髎下內方，適對第 3 骶後孔處。俯
臥取之。

【下髎】Xiàliáo — BL34

定位：在骶部，中髎下內方，適對第 4 骶後孔處。俯
臥取之。

【附分】Fùfēn — BL41

定位：在背部，第 2 胸椎棘突下，旁開 3 寸處。俯臥
取之。

【魄戶】Pòhù — BL42

定位：在背部，第 3 胸椎棘突下，旁開 3 寸處。俯臥
取之。

【膏肓俞】Gāohuāngshū — BL43

定位：在背部，第 4 胸椎棘突下，旁開 3 寸處。俯臥取之。

【神堂】Shéntáng — BL44

定位：在背部，第 5 胸椎棘突下，旁開 3 寸處。俯臥取之。

【譩譆】Yìxǐ — BL45

定位：在背部，第 6 胸椎棘突下，旁開 3 寸處。俯臥取之。

【膈關】Géguān — BL46

定位：在背部，第 7 胸椎棘突下，旁開 3 寸處。俯臥取之。

【魂門】Húumén — BL47

定位：在背部，第 9 胸椎棘突下，旁開 3 寸處。俯臥取之。

【陽綱】Yánggāng — BL48

定位：在背部，第 10 胸椎棘突下，旁開 3 寸處。俯臥取之。

【意舍】Yìshè — BL49

定位：在背部，第 11 胸椎棘突下，旁開 3 寸處。俯臥取之。

【胃倉】Wèicāng — BL50

定位：在背部，第 12 胸椎棘突下，旁開 3 寸處。俯臥取之。

【肓門】Huāngmén — BL51

定位：在腰部，第 1 腰椎棘突下，旁開 3 寸處。俯臥取之。

【志室】Zhìshǐ—BL52

定位：在腰部，第2腰椎棘突下，旁開3寸處。俯臥取之。

【胞肓】Bāohuāng—BL53

定位：在臀部，平第2骶後孔，骶正中脊旁開3寸。俯臥取之。

【秩邊】Zhìbiān—BL54

定位：在臀部，平第4骶後孔，骶正中脊旁開3寸。俯臥取之。

（ 足少陽膽經穴 ）

【肩井】Jiānjǐng—GB21

定位：在肩上，大椎與肩峰端連線的中點。正坐、俯伏或俯臥位取之。

【環跳】Huántiào—GB30 足少陽、太陽交會穴

定位：在股外側部，側臥屈股，股骨大轉子最高點與骶管裂孔連成的外1/3與2/3交點處。側臥位取之。

（ 經外奇穴 ）

【定喘】Dìngchuǎn EX—B1

定位：在背部，在第7頸椎棘突下，旁開0.5寸。俯伏或俯臥坐位取之。

【夾脊】Jiájí EX—B2

定位：在背腰部，第1胸椎至第5腰椎棘突下兩側，後正中線旁開0.5寸；一側17個穴位。俯伏位取之。

【胃管下兪】Wèiguǎnxiàshū EX—B3

定位：在背部，第8胸椎棘突下，旁開1.5寸。俯伏位取之。

【痞根】Pǐgēn EX—B4

定位：在腰部，第1腰椎棘突下，旁開3.5寸。俯臥位取之。

【下極兪】Xiàjǐshū EX—B5

定位：在腰部，後正中線上，第3腰椎棘突下凹陷中。俯臥位取之。

【腰眼】Yāoyǎn EX—B6

定位：在腰部，第4腰椎棘突下，旁開約3.5寸凹陷處。俯臥位取之。

【十七椎】Shíqīzhuī EX—B7

定位：在腰部，尾骨端直上2寸，骶角之間凹陷中。俯臥位取之。

【腰奇】Yāoqí EX—B8

定位：在骶部，尾骨端直上2寸，骶角之間凹陷中。俯臥或側臥位取之。

2. 頭、頸、項、口腔穴位

(1)頭頂部穴位

督脈穴

【強間】Qiàngjiān—DU18

定位：在頭部，後髮際正中直上4寸。正坐位或俯伏坐位。

【後頂】Hòudǐng—DU19

定位：在頭部，後髮際正中直上 5.5 寸。正坐位取之。

【百會】Bǎihuì—DU20

定位：在頭部，前髮際正中直上 5 寸，或兩耳尖連線的中點處。正坐位取之。

【前頂】Qiándǐng—DU21

定位：在頭部，前髮際正中直上 3.5 寸。正坐位取之。

【囟會】Xìnhuì—DU22

定位：在頭部，前髮際正中直上 2 寸。正坐位取之。

【上星】Shàngxīng—DU23

定位：在頭部，前髮際正中直上 1 寸。仰靠坐位取之。

【神庭】Shēntíng—DU24

定位：在頭部，前髮際正中直上 0.5 寸。仰靠坐位取之。

經外奇穴

【四神聰】Sìshéncōng EX—HN1

定位：在頭面部，百會前後左右各 1 寸，共 4 個穴位。正坐位取之。

【曲差】 Qūchāi — BL4

定位：在頭部，前髮際正中直上 0.5 寸，旁開 1.5 寸，即時神庭與頭維連線的內 1/3 與中 1/3 交點上。正坐或仰臥取之。

【五處】 Wǔchù — BL5

定位：在頭部，前髮際正中直上 1 寸，旁開 1.5 寸。正坐或仰臥取之。

【承光】 Chéngguāng — BL6

定位：在頭部，前髮際正中直上 2.5 寸，旁開 1.5 寸。正坐或仰臥取之。

【通天】 Tōngtiān — BL7

定位：在頭部，前髮際正中直上 4 寸，旁開 1.5 寸。正坐或仰臥取之。

【絡卻】 Luòquè — BL8

定位：在頭部，前髮際正中直上 5.5 寸，旁開 1.5 寸。正坐或仰臥取之。

(2)頭正、側、後、頸、項穴位

任脈穴

【天突】 Tiāntē — RN22

定位：在頸部，前正中線上，胸骨上窩中央，仰靠坐位取之。

【廉泉】Liánquán—RN23

定位：在頸部，前正中線上，喉結上方，舌骨上緣凹陷處。仰靠坐位取之。

【承漿】Chéngjiāng—RN24

定位：在面部，頦唇溝的正中凹陷處，仰靠坐位取之。

督脈穴

【啞門】Yǎmén—DU15

定位：在項部，後髮際正中直上 0.5 寸，第一頸椎下。正坐位取之。

【風府】Fēngfé—DU16

定位：在項部，後髮際正中直上 1 寸，枕外隆凸直下，兩側斜方肌之間凹陷中。正坐位取之。

【腦戶】Nǎohù—DU17

定位：在頭部，後髮際正中直上 2.5 寸，風府穴上 1.5 寸，枕外隆凸的上緣凹陷處。俯伏坐位取之。

【素髎】Sùliáo—DU25

定位：在面部，鼻尖的正中央。仰靠坐位取之。

【水溝】Shuǐgōu—DU26

定位：在面部，人中溝的上 1/3 與中 1/3 交點處。仰靠坐位取之。

【兌端】Duìduān—DU27

定位：在面部，上唇的尖端，人中溝下端的皮膚與唇的移行部。仰靠坐位取之。

【齦交】Yínjiāo — DU28

定位：在上唇內，唇系帶與上齒齦的相接處。仰靠坐位取之。

手陽明大腸經穴

【天鼎】Tiāndǐng — LI17

定位：在肩外側部，胸鎖乳突肌後緣，當結喉旁，扶突與缺盆連線的中點。正坐仰頭，或仰臥位取之。

【扶突】Fútū — LI18

定位：在頸外側部，喉結旁，當胸鎖乳突肌的前、後緣之間。正坐微仰頭，或仰臥位取之。

【禾髎】Héliáo — LI19

定位：在上唇部、鼻孔外緣直下，平水溝穴。正坐或仰臥位取之。

【迎香】Yíngxiāng — LI20

定位：在鼻翼外緣中點旁，鼻唇溝中。正坐或仰臥取之。

手太陽小腸經穴

【天窗】Tiānchuāng — SI16

定位：在頸部外側，胸鎖乳突肌的後緣，扶突後，與喉結平。正坐取之。

【天容】Tiānróng — SI17

定位：在頸部外側，下頜角的後方，胸鎖乳突肌的前緣凹陷中。正坐取之。

【顴髎】Quánliáo—SI18

定位：在面部，目外眥直下，顴骨下緣凹陷處。正坐，或仰臥位取之。

【聽宮】Tīnggōng—SI19

定位：在面部，耳屏前，下頜骨髁狀突的後方，張口時呈凹陷處。正坐或仰臥取之。

手少陽三焦經穴

【天牖】Tiānyǒu—SL16

定位：在頸側部，乳突的後方直下，平下頜角，胸鎖乳突肌的後緣。正坐，側伏或側臥取之。

【翳風】Yìfēng—SJ17

定位：在耳垂後方，乳突與下頜角之間的凹陷處。正坐，側伏或側臥取之。

【瘈脈】Chìmài—SJ18

定位：在頭部，耳後乳突中央，角孫至翳風之間，沿耳輪連線的中、下 1/3 的交點處。正坐，側伏或側臥取之。

【顱息】Lúxī—SJ19

定位：在頭部，角孫至翳風之間，沿耳輪連線的上、中 1/3 的交點處。正坐，側伏或側臥取之。

【角孫】Jiǎosūn—SJ20

定位：在頭部，折耳廓向前，耳尖直上入髮際處。正坐，側伏或側臥取之。

【耳門】Ěrmén—SJ21

定位：在面部，耳屏上切跡的前方，下頜骨髁狀突後緣，張口有凹陷處。正坐，側伏或側臥取之。

【和髎】Héliáo — SJ22

定位：在頭側部，鬢髮後緣，平耳廓根之前方，顳淺動脈的後緣。正坐，側伏或側臥取之。

【絲竹空】Sīzhúkōng — SJ23

定位：在面部，眉梢凹陷處。正坐或仰臥取之。

足陽明胃經穴

【承泣】Chéngqì — ST1

定位：在面部，瞳孔直下，眼球與眶下緣之間。正坐或仰靠、仰臥位取之。

【四白】Sìbái — ST2

定位：在面部，瞳孔直下，眶下孔凹陷處。正坐或仰靠、仰臥位取之。

【巨髎】Jùliáo — ST3

定位：在面部，瞳孔直下，平鼻翼下緣處，鼻唇溝外側。正坐或仰靠、仰臥位取之。

【地倉】Dìcāng — ST4

定位：在面部，口角外側，上直對瞳孔。正坐或仰靠、仰臥位取之。

【大迎】Dàyíng — ST5

定位：在下頜角前方，咬肌附著部的前緣，面動脈搏動處。正坐微仰頭，或仰臥位取之。

【頰車】Jiáchē — ST6

定位：在面頰部，下頜角前上方約一橫指，咀嚼時咬肌隆起，按之凹陷處。正坐或仰臥位取之。

【下關】Xiàguān—ST7

定位：在面部耳前，顴弓與下頜切跡所形成的凹陷處。正坐或仰臥位取之。

【頭維】Tóuwéi—ST8

定位：在頭側部，額角髮際上 0.5 寸，頭正中線旁 4.5 寸。正坐或仰臥位取之。

【人迎】Rényíng—ST9

定位：在頸部，結喉旁，胸鎖乳突肌前緣，頸總動脈搏動處。仰靠或仰臥位取之。

【水突】Shuǐtū—ST10

定位：在頸部，胸鎖乳突肌的前緣，當人迎與氣舍連線的中點。仰靠或仰臥位取之。

【氣舍】Qìshè—ST11

定位：在頸部，鎖骨內側端的上緣，胸鎖乳突肌的胸骨頭與鎖骨頭之間。仰靠或仰臥位取之。

【缺盆】Quēpén—ST12

定位：在鎖骨上窩中央，距前正中線 4 寸。正坐或仰臥位取之。

足太陽膀胱經穴

【睛明】Jīngmíng—BL1

定位：在面部，目內眥角稍上方凹陷處。正坐或仰臥取之。

【攢竹】Cuánzhú—BL2

定位：在面部，眉頭陷中，眶上切跡處。正坐或仰臥取之。

【眉衝】Méichōng—BL3

定位：在頭部，攢竹直上入髮際 0.5 寸，神庭與曲差連線之間。正坐或仰臥取之。

【曲差】Qūchāi—BL4

定位：在頭部，前髮際正中直上 0.5 寸，旁開 1.5 寸，即神庭與頭維連線的內 1/3 與中 1/3 交點上。正坐或仰臥取之。

【五處】Wǔchù—BL5

定位：在頭部，前髮際正中直上 1 寸，旁開 1.5 寸。正坐或仰臥取之。

【承光】Chéngguāng—BL6

定位：在頭部，前髮際正中直上 2.5 寸，旁開 1.5 寸。正坐或仰臥取之。

【通天】Tōngtiān—BL7

定位：在頭部，前髮際正中直上 4 寸，旁開 1.5 寸。正坐或仰臥取之。

【絡卻】Luòquè—BL8

定位：在頭部，前髮際正中直上 5.5 寸，旁開 1.5 寸。正坐或仰臥取之。

【玉枕】Yùzhěn—BL9

定位：在後頭部，後髮際正中直上 2.5 寸，旁開 1.3 寸，平枕外隆凸上緣的凹陷處。正坐或俯臥取之。

【天柱】Tiānzhù—BL10

定位：在項部，大筋（斜方肌）外緣之後髮際凹陷中，約當後髮際正中旁開 1.3 寸。正坐或俯臥取之。

足少陽膽經穴

【瞳子髎】Tóngzǐliáo—GB1

定位：在面部，目外眥旁，當眶外側緣處。正坐或仰臥位取之。

【聽會】Tīnghuì—B2

定位：在面部，耳屏間切跡的前方，下頜骨髁突的後緣，張口有凹陷處。正坐或仰臥位取之。

【上關】Shàngguān—GB3

定位：在耳前，下關直上，當顴弓的上緣凹陷處。正坐或仰臥位取之。

【頷厭】Hányàn—GB4

定位：在頭部鬢髮上，頭維與曲鬢弧形連線的上 1/4 與下 3/4 交點處。正坐或仰臥位取之。

【懸顱】Xuánlú—GB5

定位：在頭部鬢髮上，頭維與曲鬢弧形連線的中點處。正坐或仰臥位取之。

【懸厘】Xuánlí—GB6

定位：在頭部鬢髮上，頭維與曲鬢弧形連線的上 3/4 與下 1/4 交點處。正坐或仰臥位取之。

【曲鬢】Qūbīn—GB7

定位：在頭部，耳前鬢角髮際後緣的垂線與耳尖水平線交點處。正坐或仰臥位取之。

【率谷】Shuàigǔ—GB8

定位：在頭部，耳尖直上入髮際 1.5 寸，角孫直上方。正坐側伏或側臥位取之。

一、針灸經絡腧穴文字說明

【天衝】Tiānchōng—GB9

定位：在頭部，耳根後緣直上入髮際 2 寸，率谷後 0.5 寸處。正坐側伏或側臥位取之。

【浮白】Fúbái—GB10

定位：在頭部，耳後乳突的後上方，天衝與完骨的弧形連線的中 1/3 與上 1/3 交點處。正坐俯伏或側臥位取之。

【頭竅陰】Tóuqiáoyīn—GB11

定位：在頭部，耳後乳突的後上方，天衝與完骨的中 1/3 與下 1/3 交點處。正坐俯伏或側臥位取之。

【完骨】Wángǔ—GB12

定位：在頭部，耳後乳突的後上方凹陷處。正坐俯伏或側臥位取之。

針灸腧穴便覽

【本神】Bénshén—GB13

定位：在頭部，前髮際正中直上 0.5 寸，神庭旁開 3 寸，神庭與頭維連線的內 2/3 與外 1/3 的交點處。正坐，或仰臥位取之。

【陽白】Yángbái—GB14

定位：在前額部，瞳孔直上，眉上 1 寸。正坐，或仰臥位取之。

【頭臨泣】Tóulíngqì—GB15

定位：在頭部，瞳孔直上入前髮際 0.5 寸，神庭與頭維連線的中點處。正坐，或仰臥位取之。

【目窗】Mùchuāng—GB16

定位：在頭部，前髮際上 1.5 寸，頭正中線旁開 2.25 寸。正坐，或仰臥位取之。

【正營】Zhèngyíng－GB17

定位：在頭部，前髮際上 2.5 寸，頭正中線　旁開 2.25 寸。正坐，或仰臥位取之。

【承靈】Chénglíng－GB18

定位：在頭部，前髮際上 4 寸，頭正中線旁開 2.25 寸。正坐，或仰臥位取之。

【腦空】Náokōng－GB19

定位：在頭部，枕外隆凸的上緣外側，頭正中線旁開 2.25 寸，平腦戶。正坐，或仰臥位取之。

【風池】Fēngchá－GB20

定位：在項部，枕骨之下，與風府相平，胸鎖乳突肌與斜方肌上端之間的凹陷處。正坐，或仰臥位取之。

(3)口腔內穴位

督脈穴

【齦交】Yínjiāo－DU28

定位：在上唇內，唇系帶與上齒齦的相接處。仰靠坐位取之。

經外奇穴

【聚泉】Jùquán EX－HN10

定位：在口腔內，舌背正中縫的中點處。正坐位，張口伸舌取之。

【海泉】Hǎiquán EX－HN11

定位：在口腔內，舌下系帶中點處。正坐張口舌轉捲向後方取之。

【金津、玉液】Jīnjīn, Yùyè EX—HN12

定位：左稱金津，右稱玉液。正坐張口，舌轉捲向後方，於舌面下，舌系帶兩旁之靜脈上取之。

3. 肢體部穴位

(1)上肢前面、掌側穴位

手陽明大腸經穴

【肩髃】Jiānyú—LI15

定位：在肩部，三角肌上，臂外展，或向前平伸時，當肩峰前下方凹陷處。外展上臂平肩取之。肩臂活動困難者，可自然垂臂取之。

手太陰肺經穴

【天府】Tiānfú—LU3

定位：在臂內側面，肱二頭肌橈側緣，腋前紋頭下 3 寸處。正坐，上臂自然下垂取之。

【俠白】Xiábái—LU4

定位：在臂內側面，肱二頭肌橈側緣，腋前紋頭下 4 寸，或肘橫紋上 5 寸處。正坐上臂自然下垂取之。

【尺澤】Chǐzé—LU5 合穴

定位：在肘橫紋中，肱二頭肌腱橈側凹陷處。仰掌，微曲肘取之。

【孔最】Kǒngzuì—LU6 郄穴

定位：在前臂掌面橈側，當尺澤與太淵的連線上，腕橫紋上 7 寸處。微曲肘，掌心相對；或伸前臂仰掌取之。

【列缺】Lièquē—LU7 絡穴、八脈交會穴－通任脈

定位：在前臂橈側緣，橈骨莖頭上方，腕橫紋上 1.5 寸，當肱橈肌與拇長展肌腱之間。微曲肘。側腕掌心相對取之。

【經渠】Jīngqú—LU8 經穴

定位：在前臂掌面橈側，橈骨莖突與橈動脈之間凹陷處，腕橫紋上 1 寸。伸臂仰掌取之。

【太淵】Tàiyuān—LU9 輸穴、原穴、脈會穴

定位：在掌側橫紋橈側，橈動脈搏動處。伸臂仰掌取之。

【魚際】Yújì—LU10 滎穴

定位：在手拇指本節（第一掌指關節）後凹陷處，約當一掌骨中點橈側，赤白肉際處。側腕掌心相對，自然半握拳取之。

【少商】Shàoshāng—LU11 井穴

定位：在拇指末節橈側，距指甲角 0.1 寸（指寸）。伸拇指取之。

手厥陰心包經穴

一、針灸經絡腧穴文字說明

【天泉】Tiānquán—PC2

定位：在臂內側，腋前紋頭下 2 寸，肱二頭肌的長、短頭之間。正坐或仰臥取之。

【曲澤】Qūzé—PC3 合穴

定位：在肘橫紋中，肱二頭肌腱的尺側緣。正坐或仰臥取之。

【郄門】Xìmén—PC4 郄穴

定位：在前臂掌側，曲澤與大陵的連線上，腕橫紋上5寸。掌長肌腱與橈側腕屈肌腱之間。正坐或仰臥，仰掌取之。

【間使】Jiānshǐ—PC5 經穴

定位：在前臂掌側，曲澤與大陵的連線上，腕橫紋上3寸。掌長肌腱與橈側腕屈肌腱之間。正坐或仰臥仰掌取之。

【內關】Néiguān—PC6 絡穴、八脈交會穴－通陰維

定位：在前臂掌側，曲澤與大陵的連線上，腕橫紋上2寸。掌長肌腱與橈側腕屈肌腱之間。正坐或仰臥仰掌取之。

【大陵】Dàlíng—PC7 輸穴、原穴

定位：在腕橫紋的中點處，當掌長肌腱與橈側腕屈肌腱之間，正坐或仰臥仰掌取之。

【勞宮】Láogōng—PC8 滎穴

定位：在手掌心，第二、三掌骨之間偏於第三掌骨，握拳屈指時中指尖處。正坐或仰臥仰掌取之。

【中衝】Zhōngchōng—PC9 井穴

定位：在手中指末節尖端中央。正坐或仰臥取之。

> 手少陰心經穴

【青靈】Qīnglíng—HT2

定位：在臂內側，極泉與少海的連線上，肘橫紋上3

寸，肱二頭肌的內側溝中。正坐或仰臥位，舉臂取之。

【少海】Shàohǎi—HT3 合穴

定位：在肘橫紋內側端與肱骨內上髁連線的中點處。正坐，屈肘取之。

【靈道】Língdào—HT4 經穴

定位：在前臂掌側，尺側腕屈肌腱的橈側緣，腕橫紋上 1.5 寸。正坐，仰掌取之。

【通里】Tōnglǐ—HT5 絡穴

定位：在前臂掌側，尺側腕屈肌腱的橈側緣，腕橫紋上 1 寸。正坐，仰掌取之。

【陰郄】Yīnxì—HT6 郄穴

定位：在前臂掌側，尺側腕屈肌腱的橈側緣，腕橫紋上 0.5 寸。正坐，仰掌取之。

【神門】Shénmén—HT7 輸穴、原穴

定位：在腕部，腕掌側橫紋尺側端，尺側腕屈肌腱的橈側凹陷處。正坐，仰掌取之。

【少府】Shàofú—HT8 滎穴

定位：在手掌面，第四、五掌骨之間，握拳時，當小指尖處。正坐取之。

經外奇穴

【二白】Èrbái EX—UE2

定位：在前臂掌側，腕橫紋上 4 寸，橈側腕屈肌的兩側，一側 2 個穴位。伸腕仰掌取之。

【四縫】Sìfèng EX—UE10

定位：在第二～五指掌側，近端指關節的中央，一側4個穴位。仰掌伸指取之。

【十宣】Shíxuān EX—UE11

定位：在手十指尖端，距指甲游離緣 0.1 寸，左右共10個穴位。仰掌，十指微屈取之。

(2)上肢背側穴位

$$\boxed{\text{手陽明大腸經穴}}$$

【商陽】Shāngyáng—LI1 井穴

定位：在食指末節橈側，距指甲角 0.1 寸。伸食指取之。

【二間】Èrjiān—LI2 滎穴

定位：在食指本節（第二掌指關節）前，橈側凹陷處。側腕對掌，半握拳取之。

【三間】Sānjiān—LI3 輸穴

定位：在食指本節（第二掌指關節）後，橈側凹陷處。側腕對掌，自然半握拳取之。

【合谷】Hégǔ—LI4 原穴

定位：在手背第一、二掌骨間，當第二掌骨橈側的中點處。側腕對掌，自然半握拳取之。

【陽谿】Yángxī—LI5 經穴

定位：在腕背橫紋橈側，手拇指向上翹起時，拇短伸肌腱與拇長伸肌腱之間的凹陷中。側腕對掌，伸前臂取之。

【偏歷】Piānlì—LI6 絡穴

定位：屈肘，在前臂背面橈側，陽谿與曲池的連線上，腕橫紋上 3 寸。側腕對掌，伸前臂取之。

【溫溜】Wēnliū—LI7 郄穴

定位：屈肘，在前臂背面橈側，陽谿與曲池的連線上，腕橫紋上 5 寸。側腕對掌，伸前臂取之。

【下廉】Xiàlián—LI8

定位：在前臂背面橈側，陽谿與曲池的連線上，肘橫紋下 4 寸。側腕對掌，伸前臂取之。

【上廉】Shánglián—LI9

定位：在前臂背面橈側，陽谿與曲池的連線上，肘橫紋下 3 寸。側腕對掌，伸前臂取之。

【手三里】Shǒusānlǐ—LI10

定位：在前臂背面橈側，陽谿與曲池的連線上，肘橫紋下 2 寸。側腕對掌，伸前臂取之。

【曲池】Qūchí—LI11 合穴

定位：在肘橫紋外側端，屈肘，當尺澤與肱骨外上髁連線的中點。側腕，屈肘取之。

【肘髎】Zhǒuliáo—LI12

定位：在肘外側，屈肘，曲池上方 1 寸，當肱骨邊緣處。正坐屈肘，自然垂上臂取之。

【手五里】Shǒuwǔlǐ—LI13

定位：在臂外側，曲池與肩髃的連線上，曲池上 3 寸處。正坐，自然垂上臂取之。

【臂臑】Bìnào—LI14

定位：在臂外側，三角肌止點處，當曲池與肩髃的連線上，曲池上 7 寸處。正坐，自然垂上臂取之。

【肩髃】Jiānyú—LI15

定位：在肩部，三角肌上，臂外展，或向前平伸時，當肩峰前下方凹陷處。外展上臂平肩取之。肩臂活動困難者，可自然垂臂取之。

手少陽三焦經穴

【關衝】Guānchōng—SJ1 井穴

定位：在手第四指末節尺側，距指甲根角 0.1 寸。正坐或仰臥，俯掌取之。

【液門】Yèmén—SJ2 滎穴

定位：在手背部，第四、五指間，指蹼緣後方赤白肉際處。正坐或仰臥，俯掌取之。

【中渚】Zhōngzhǔ—SJ3 輸穴

定位：在手背部，環指本節（掌指關節）的後方，第四、五掌骨間的凹陷處。俯掌，掌心向下取之。

【陽池】Yángchí—SJ4 原穴

定位：在腕背橫紋中，指伸肌腱的尺側緣凹陷處。正坐或仰臥，俯掌取之。

【外關】Wàiguān—SJ5 絡穴、八脈交會穴–通陽維脈

定位：在前臂背側，陽池與肘尖的連線上，腕背橫紋上 2 寸。正坐或仰臥，俯掌取之。

【支溝】Zhīgōu—SJ6 經穴

定位：在前臂背側，陽池與肘尖的連線上，腕背橫紋上 3 寸，尺骨與橈骨之間。正坐或仰臥，俯掌取之。

【會宗】Huìzōng—SJ7 郄穴

定位：在前臂背側，陽池與肘尖的連線上，腕背橫紋上 3 寸，支溝尺側，尺骨的橈側緣。正坐或仰臥，俯掌取之。

【三陽絡】Sān Yángluò—SJ8

定位：在前臂背側，腕背橫紋上 4 寸，尺骨與橈骨之間。正坐或仰臥，俯掌取之。

【四瀆】Sìdù—SJ9

定位：在前臂背側，陽池與肘尖的連線上，肘尖下 5 寸，尺骨與橈骨之間。正坐或仰臥，俯掌取之。

【天井】Tiānjǐng—SJ10 合穴

定位：在臂外側，屈肘時，當肘尖直上 1 寸凹陷處。正坐或仰臥，屈肘取之。

【清冷淵】Qīnglěngyuān—SJ11

定位：在臂外側，屈肘時，當肘尖直上 2 寸，即天井穴上 1 寸。正坐或仰臥，屈肘取之。

【消濼】Xiāoluò—SJ12

定位：在臂外側，清冷淵與臑會連線的中點處。正坐或側臥，臂自然下垂取之。

【臑會】Nàohuì—SJ13

定位：在臂外側，肘尖與肩髎的連線上，肩髎下 3 寸，正坐或側臥，臂自然下垂取之。

【肩髎】Jiānliáo—SJ14

定位：在肩髃後方，臂外展時，於肩峰後下方呈現凹陷處。正坐或俯臥位取之。

【少澤】 Shàozé─SI1 **井穴**

定位：在手小指末節尺側，距指甲角 0.1 寸。俯掌取之。

【前谷】 Qiángǔ─SI2 **滎穴**

定位：在手掌尺側，微握拳，當小指本節（第五掌指關節）前的掌指橫紋頭赤白肉際。自然半握拳取之。

【後谿】 Hòuxī─SI3 **輸穴、八脈交會穴－通督脈**

定位：在手掌尺側，微握拳，當小指本節（第五掌指關節）後的遠側掌橫紋頭赤白肉際。自然半握拳取之。

【腕骨】 Wàngǔ─SI4 **原穴**

定位：在手掌尺側，第五掌骨基底與鉤骨之間的凹陷處，赤白肉際。俯掌取之。

【陽谷】 Yánggǔ─SI5 **經穴**

定位：在手腕尺側，尺骨莖突與三角骨之間的凹陷處。俯掌取之。

【養老】 Yǎnglǎo─SI6 **郄穴**

定位：在前臂背面尺側，尺骨小頭近端橈側凹陷中。側腕對掌取之。

【支正】 Zhīzhèng─SI7 **絡穴**

定位：在前臂背面尺側，陽谷與小海的連線上，腕背橫紋上 5 寸。側腕對掌或掌心對胸取之。

【小海】 Xiǎohǎi─SI8 **合穴**

定位：在肘外側，尺骨鷹嘴與肱骨內上踝之間的凹陷處。微屈肘取之。

【肩貞】Jiānzhēn—SI9

定位：在肩關節後下方，臂內收時，腋後紋頭上1寸。正坐，自然垂臂取之。

經外奇穴

【肘尖】Zhǒujiān EX—UE1

定位：在肘後部，屈肘，當尺骨鷹嘴的尖端。正坐屈肘約90度取之。

【中泉】Zhōngquán EX—UE3

定位：在腕背側橫紋中，指總伸肌腱橈側的凹陷處。伏掌取之。

【中魁】Zhōngkuí EX—UE4

定位：在中指背側，近側指間關節的中點處。握拳，掌心向心取之。

【大骨空】Dàgǔkōrí EX—UE5

定位：在拇指背側指間關節中點處。握拳，掌心向心取之。

【小骨空】Xiǎogǔkōng EX—UE6

定位：在小指背側指間關節中點處。握拳，掌心向心取之。

【腰眼點】Yāoyándián EX—UE7

定位：在手背側，第二、三掌骨及第四、五掌骨之間，腕橫紋與掌指關節中點處，一側2穴，左右共4個穴位。伏掌取之。

一、針灸經絡腧穴文字說明

【外勞宮】Wàiláogōng EX—UE8

定位：在手背側，第二、三掌骨之間，掌指關節後 0.5 寸。伏掌取之。

【八邪】Bāxuè EX—UE9

定位：在手背側，第一至五指間，指蹼緣後方赤白肉際處，左右共 8 個穴位。微握拳取之。

(3) 下肢正面穴位

足陽明胃經穴

【髀關】Bìguān—ST31

定位：在大腿前面，髂前上棘與髕底外側端的連線上，屈股時，平會陰，居縫匠肌外側凹陷處。仰臥，伸下肢取之。

【伏兔】Fútù—ST32

定位：在大腿前面，髂前上棘與髕底外側端的連線上，髕底上 6 寸。仰臥伸下肢，或屈膝取之。

【陰市】Yīngshì—ST33

定位：在大腿前面，髂前上棘與髕底外側端的連線上，髕底上 3 寸。仰臥伸下肢，或屈膝取之。

【梁丘】Liángqiū—ST34 郄穴

定位：在大腿前面，髂前上棘與髕底外側端的連線上，髕底上 2 寸。仰臥伸下肢，或正坐屈膝取之。

【犢鼻】Dúbí—ST35

定位：在膝部，髕骨與髕韌帶外側的凹陷中。正坐屈膝約 90°取之。

【足三里】Zúsānlǐ─ST36 合穴

定位：在小腿前外側，犢鼻下 3 寸，距脛骨前嵴外側一橫指（中指）。仰臥伸下肢，或正坐屈膝取之。

【上巨虛】Shàngjūxū─ST37 大腸下合穴

定位：在小腿前外側，犢鼻下 6 寸，距脛骨前嵴外側一橫指（中指）。仰臥伸下肢，或正坐屈膝取之。

【條口】Tiáokǒu─ST38

定位：在小腿前外側，犢鼻下 8 寸，距脛骨前嵴外側一橫指（中指）。仰臥伸下肢，或正坐屈膝取之。

【下巨虛】Xiàjūxū─ST39 小腸下合穴

定位：在小腿前外側，犢鼻下 9 寸，距脛骨前嵴外側一橫指（中指）。仰臥伸下肢，或正坐屈膝取之。

【豐隆】Fēnglóng─ST40 絡穴

定位：在小腿前外側，犢鼻下 8 寸，條口外，距脛骨前脊外側二橫指（中指）。仰臥伸下肢，或正坐屈膝取之。

【解谿】Jiěxī─ST41 經穴

定位：在足背與小腿交界處的橫紋中央凹陷中，當拇長伸肌腱與趾長伸肌腱之間。仰臥伸下肢，或正坐平放足底取之。

【衝陽】Chōngyáng─ST42 原穴

定位：在足背最高處，拇長伸肌腱與趾長伸肌腱之間，足背動脈搏動處。仰臥或正坐平放足底取之。

【陷谷】Xiàngé─ST43 輸穴

定位：在足背，第二、三趾骨結合部前方的凹陷處。仰臥或坐位，平放足底取之。

【內庭】Nèitíng—ST44 滎穴

定位：在足背，第二、三趾間，趾蹼緣後方赤白肉際處。仰臥或坐位，平放足底取之。

【厲兌】Lìduì—ST45 井穴

定位：在足第二趾末節外側，距趾甲角 0.1 寸（指中）。仰臥或正坐，平放足底取之。

經外奇穴

【百蟲窩】Báichōngwō　EX—LE2

定位：在大腿內側，髕底內側上 3 寸，即血海上 1 寸。正坐屈膝或仰臥位取之。

【髖骨】Kuāngǔ　EX—LE1

定位：在大腿前面下部，當梁丘兩旁各 1.5 寸，一側 2 穴，左右共有 4 個穴位。仰臥取之。

【鶴頂】Hèdǐng　EX—LE3

定位：在膝上部，髕底的中點上方凹陷處。屈膝取之。

【內膝眼】Nèixīyán　EX—LE4

定位：在髕韌帶內側凹陷處。正坐屈膝或仰臥位取之。

【膽囊】Dánnáng　EX—LE6

定位：在小腿外側上部，腓骨小頭前下方凹陷處（陽陵泉）直下 2 寸。正坐或側臥位取之。

【闌尾】Lánwěi　EX—LE7

定位：在小腿前側上部，犢鼻下 5 寸，脛骨前緣旁開一橫指。正坐或仰臥屈膝取之。

針灸腧穴便覽

（4）下肢外側穴位

足少陽膽經穴

【風市】Fēngshì—GB31

定位：在大腿外側部的中線上，膕橫紋上 7 寸。或直立垂手時，中指尖處。俯臥或側臥位取之。

【中瀆】Zhōngdú—GB32

定位：在大腿外側，風市下 2 寸，或膕橫紋線上 5 寸，股外側肌與股二頭肌之間。俯臥或側臥位取之。

【膝陽關】Xīyángguān—GB33

定位：在膝外側，陽陵泉上 3 寸，股骨外上髁上方的凹陷處。仰臥、俯臥或側臥位取之。

【陽陵泉】Yánglíngquán—GB34 合穴、膽下合穴、筋會

定位：在小腿外側，腓骨頭前下方凹陷處。仰臥或側臥位取之。

【陽交】Yángjiāo—GB35 陽維脈郄穴

定位：在小腿外側，外踝尖上 7 寸，腓骨後緣。仰臥或側臥位取之。

【外丘】Wàiqiū—GB36 郄穴

定位：在小腿外側，外踝尖上 7 寸，腓骨前緣，平陽交。仰臥或側臥位取之。

【光明】Guāngmíng—GB37 絡穴

定位：在小腿外側，外踝尖上 5 寸，腓骨前緣。仰臥或側臥位取之。

【陽輔】Yángfú—GB38 經穴

定位：在小腿外側，外踝尖上 4 寸，腓骨前緣稍前方。仰臥或側臥位取之。

【懸鐘】Xuánzhōng—GB39 髓會

定位：在小腿外側，外踝尖上 3 寸，腓骨前緣。仰臥或側臥位取之。

【丘墟】Qiūxū—GB40 原穴

定位：在足外踝的前下方，趾長伸肌腱的外側凹陷處。仰臥位取之。

【足臨泣】Zúlínqì—GB41 輸穴、八脈交會穴– 通帶脈

定位：在足背外側，足四趾本節（第四跖趾關節）的後方，小趾伸肌腱的外側凹陷處。仰臥位取之。

【地五會】Dìwǔhuì—GB42

定位：在足背外側，足四趾本節（第四跖趾關節）的後方，第四、五跖骨之間，小趾伸肌腱的內側緣。仰臥位取之。

【俠谿】Xiáxī—GB43 滎穴

定位：在足背外側，第四、五趾間，趾蹼緣後方赤白肉際處。仰臥位取之。

【足竅陰】Zúqiàoyīn—GB44 井穴

定位：在足第四趾末節外側，距趾甲角 0.1 寸。仰臥位取之。

針灸腧穴便覽

（經外奇穴）

【外踝尖】Wàihuáijiān EX—LE9

定位：在足外側面，外踝的凸起處。正坐或仰臥取之。

(5)下肢內側穴位

【足太陰脾經穴】

【隱白】 Yǐnbái — SP1 井穴

定位：在足趾末節內側，距趾甲角 0.1 寸。仰臥或正坐平放足底取之。

【大都】 Dàdū — SP2 滎穴

定位：在足內側緣，足大趾本節（第一跖趾關節）前下方赤白肉際凹陷處。仰臥或正坐平放足底取之。

【太白】 Tàibái — SP3 輸穴、原穴

定位：在足內側緣，足大趾本節（第一跖趾關節）後下方赤白肉際凹陷處。仰臥或正坐平放足底取之。

【公孫】 Gōngsūn — SP4 絡穴、八脈交會穴－通沖脈

定位：在足內側緣，第一跖骨基底的前下方。仰臥或正坐平放足底取之。

【商丘】 Shāngqiū — SP5 經穴

定位：在足內踝前下方凹陷中，舟骨結節與內踝尖連線的中點處。仰臥或正坐平放足底取之。

【三陰交】 Sānyīnjiāo — SP6

定位：在小腿內側，足內踝尖上 3 寸，脛骨內側緣後方。正坐或仰臥位取之。

【漏谷】 Lòugǔ — SP7

定位：在小腿內側，內踝尖與陰陵泉的連線上，距內踝尖 6 寸，脛骨內側緣後方。正坐或仰臥位取之。

一、針灸經絡腧穴文字說明

【地機】Dìjī—SP8 郄穴

定位：在小腿內側，足內踝尖與陰陵泉的連線上，陰陵泉下 3 寸。正坐或仰臥位取之。

【陰陵泉】Yīnlíngqun—SP9 合穴

定位：在小腿內側，脛骨內側髁後下方凹陷處。正坐或仰臥位取之。

【血海】Xuèhǎi—SP10

定位：在大腿內側，髕底內側端上 2 寸。仰臥或正坐屈膝取之。

【箕門】Jīmén—SP11

定位：在大腿內側，血海與衝門的連線上，血海上 6 寸。正坐或仰臥伸下肢取之。

足厥陰肝經穴

【膝關】Xīguān—LR7

定位：在小腿內側，脛骨內上髁的後下方，陰陵泉後 1 寸，腓腸肌內側頭的上部。正坐或仰臥，屈膝取之。

【曲泉】Qǔquán—LR8 合穴

定位：在膝內側，屈膝，膝關節內側面橫紋內側端，股骨內側髁的後緣，半腱肌、半膜肌止端的前緣凹陷處。正坐仰臥，屈膝取之。

【陰包】Yīnbāo—LR9

定位：在大腿內側，股骨內上髁上 4 寸，股內肌與縫匠肌之間。正坐或仰臥位取之。

【足五里】Zúwǔlǐ—LR10

定位：在大腿內側，氣衝直下 3 寸，大腿根部，恥骨結節的下方，長收肌的外緣。仰臥位取之。

【陰廉】Yīnlián—LR11

定位：在大腿內側，氣衝直下 2 寸，大腿根部，恥骨結節的下方，長收肌的外緣。仰臥位取之。

【急脈】Jímài—LR12

定位：在恥骨結節的外側，氣衝外下方腹股溝動脈搏動處，前正中線旁 2.5 寸。仰臥位取之。

足少陰腎經穴

【湧泉】Yǒngquán—KI1 井穴

定位：在足底部，捲足時足前部凹陷處，約當足第二、三趾縫紋頭端與足跟連線的前 1/3 與後 2/3 交點上。正坐或仰臥，曉足取之。

【然谷】Rángǔ—KI2 滎穴

定位：在足內側緣，足舟骨粗隆下方，赤白肉際處。正坐或仰臥位取之。

【太谿】Tàixī—KI3 輸穴、原穴

定位：在足內側，內踝後方，當內踝尖與跟腱之間的凹陷處。坐位平放足底，或仰臥位取之。

【大鐘】Dàzhōng—KI4 絡穴

定位：在足內側，內踝後下方，當跟腱附著部的內側前方凹陷處。正坐平放足底，或仰臥位取之。

【水泉】Shuǐquán—KI5 郄穴

定位：在足內側，內踝後下方，當太谿直下 1 寸（指寸），跟骨結節的內側凹陷處。正坐平放足底，或仰臥位取之。

【照海】Zhàohǎi—KI6 八脈交會穴－通陰蹻

定位：在足內側，內踝尖下方凹陷處。正坐平放足底取之。

【復溜】Fùliū—KI7 經穴

定位：在小腿內側，太谿直上 2 寸，跟腱的前方。正坐或仰臥位取之。

【交信】Jiāoxìn—KI8 陰蹻脈郄穴

定位：在小腿內側，太谿直上 2 寸，復溜前 0.5 寸，脛骨內側緣的後方。正坐或仰臥位取之。

【築賓】Zhùbīn—KI9 陰維脈郄穴

定位：在小腿內則，太谿與陰谷的連線上，太谿上 5 寸，腓腸肌肌腹的內下方。正坐或仰臥位取之。

【陰谷】Yīngǔ—KI10 合穴

定位：在膕窩內側，屈膝時，當半腱肌腱與半膜肌腱之間。正坐微屈膝取之。

經外奇穴

【內踝尖】Nèihuáijiān EX—LE8

定位：在足外側面，外踝的凸起處。正坐或仰臥取之。

【獨陰】Dúyīn EX—LE11

定位：在足第二趾的距側遠側趾間關節的中點。仰臥位取之。

(6)下肢後側穴位

足太陽膀胱經穴

【承扶】Chéngfú—BL36
定位:在大腿後面,臀下橫紋的中點處。俯臥取之。

【殷門】Yīnmén—BL37
定位:在大腿後面,承扶與委中的連線上,承扶下6寸。俯臥取之。

【浮郄】Fúxì—BL38
定位:在膕橫紋的側端,委陽上1寸,股二頭肌腱的內側。俯臥取之。

【委陽】Wěiyáng—BL39 三焦下合穴
定位:在膕橫紋的側端,股二頭肌的內側。俯臥取之。

【委中】Wěizhōng—BL40 合穴、膀胱下合穴
定位:在膕橫紋的中點,當股二頭腱與半腱肌肌肌腱的中點。俯臥取之。

【合陽】Héyáng—BL55
定位:在小腿後面,委中與承山的連線上,委中下2寸。俯臥取之。

【承筋】Chéngjīn—BL56
定位:在小腿後面,委中與承山的連線上,腓腸肌肌腹中央,委中下5寸。俯臥取之。

【承山】Chéngshān—BL57
定位:在小腿後面正中,委中與崑崙之間,當伸直小腿或足跟上提時,腓腸肌肌腹下出現尖角凹陷處。站立伸

腿取之。

【飛揚】Fēiyáng—BL58 絡穴

定位：在小腿後面，外踝後，崑崙穴直上 7 寸，承山外下方 1 寸處。俯臥取之。

【跗陽】Fùyáng—BL59 陽蹻脈郄穴

定位：在小腿後面，外踝後，崑崙穴直上 3 寸。俯臥取之。

【崑崙】Kūnlún—BL60 經穴

定位：在足部外踝後，外踝尖與跟腱之間的凹陷處。坐位或仰臥位取之。

【僕參】Púcān—BL61

定位：在足外側部，外踝後下方，崑崙穴直下，跟骨外側，赤白肉際處。坐或仰臥位取之。

針灸腧穴便覽

【申脈】Shēnmài—BL62 八脈交會穴 - 通陽蹻脈

定位：在足外側部，外踝直下方凹陷中。坐或仰臥位取之。

【金門】Jīnmén—BL63 郄穴

定位：在足外側，外踝前緣直下，骰骨下緣處。坐或仰臥位取之。

【京骨】Jīnggǔ—BL64 原穴

定位：在足外側，第五跖骨的粗隆下方，赤白肉際處。坐或仰臥位取之。

【束骨】Shùuǔ—BL65 輸穴

定位：在足外側，足小趾本節（第五跖趾關節）的後方，赤白肉際處。坐或仰臥位取之。

【足通谷】Zútōnggǔ — BL66 滎穴

定位：在足外側，足小趾本節（第五跖趾關節）的前方，赤白肉際處。坐或仰臥位取之。

【至陰】Zhǐyīn — BL67 井穴

定位：在足小趾末節外側，距趾甲跟角 0.1 寸。坐或仰臥位取之。

(7) 足背穴位

足厥陰肝經穴

【大敦】Dàdūn — LR1 井穴

定位：在足大趾末節外側，距趾甲角 0.1 寸（指寸）。正坐或仰臥位取之。

【行間】Xíngjiān — LR2 滎穴

定位：在足背側，第一、二趾間，趾蹼緣的後方赤白肉際處。正坐或仰臥位取之。

【太衝】Tàichōng — LR3 輸穴 原穴

定位：在足背側，第一跖骨間隙的後方凹陷處。正坐或仰臥位取之。

【中封】Zhōnhfēng — LR4 經穴

定位：在足背側，足內踝前，商丘與解谿連線之間，脛骨前肌腱的內側凹陷處。正坐或仰臥位取之。

經外奇穴

【八風】Bāfēng EX — LE10

定位：在足背側，第一至五趾間，趾蹼緣後方赤白肉際處，一側4穴，左右共8個穴位。

【氣端】Qìduān EX—LE12

定位：在足十趾尖端，距趾甲游離緣0.1寸。正坐或仰臥位取之。

（三）頭　針

【額中線】Ézhōngxiàn

定位：在額部正中。自神庭穴向前，透過前髮際，沿皮刺1寸。屬督脈。

主治：癲癇、精神失常、鼻病。

【額旁1線】Épángyīxiàn

定位：在額中線外側，直對目內眥。自眉沖穴向前，透過前髮際，沿皮刺1寸。屬足太陽膀胱經。

主治：冠心病、心絞痛、哮喘、支氣管炎。

【額旁2線】Épángèrxiàn

定位：在額旁1線外側，直對瞳孔。自頭臨泣穴向前，透過前髮際，沿皮刺1寸。屬足少陽膽經。

主治：胃炎、胃和十二指腸潰瘍、肝膽疾病。

【額旁3線】Épángsānxiàn

定位：在額旁2線的外側。自足陽明胃經頭維穴之內側0.5寸處，向前透過前髮際，沿皮刺1寸。

主治：陽痿、遺精、崩漏、尿頻、尿急。

【頂中線】Dǐngzhōngxiàn

定位：頭頂部正中。自前頂穴向百會穴，沿皮刺1.5寸。屬督脈。

主治：癱瘓、皮層性多尿、小兒夜尿、高血壓。

【頂顳前斜線】Dǐngnièqiánxiéxiàn

定位：從頂中線的前神聰穴，沿皮刺向顳部的懸厘穴，貫穿督脈、足太陽膀胱經、足少陽膽經、足陽明胃經、手少陽三焦經。

主治：上 1/5 治療對側下肢和軀幹癱瘓，

　　　中 2/5 治療對側上肢癱瘓，

　　　下 2/5 治中樞性面癱，運動性失語。

【頂顳後斜線】Dìngnièhòuxiéxiàn

定位：從頂中線的百會穴，沿皮刺向顳部的曲鬢穴，貫穿督脈、足太陽膀胱經、足少陽膽經、足陽明胃經、手少陽三焦經。

主治：上 1/5 治療對側下肢和軀幹感覺異常，

　　　中 2/5 治療上肢感覺異常，

　　　下 2/5 治療面部感覺異常。

【頂旁 1 線】Dǐngpǎngyīxiàn

定位：在頂中線旁開 1.5 寸。自通天穴沿皮向後針刺 1.5 寸。

主治：腰腿疼痛、麻木、癱瘓。

【頂旁 2 線】Dǐngpǎngèrxiàn

定位：在頂旁 1 線的外側，頂中線旁開 2.25 寸。自正營穴沿皮向後針刺 1.5 寸。屬足少陽膽經。

主治：肩、臂、手的癱瘓、麻木、疼痛等症。

【顳前線】Nièqiánxiàn

定位：在顳部鬢角處。自頷厭穴向下，沿皮刺向懸厘穴。屬少陽膽經、手少陽三焦經。

主治：偏頭痛、運動性失語、口腔疾病。

【顳後線】Nièhòuxiàn

定位：在顳部耳上方。自率谷穴向前下方，沿皮刺向曲鬢穴。屬足少陽膽經。

主治：偏頭痛、耳鳴、耳聾、眩暈。

【枕上正中線】Zhěnshàngzhèngzhōngxiàn

定位：為枕外粗隆上方正中的垂直線。自強間穴向下，沿皮刺 1.5 寸，達腦戶穴。屬督脈。

主治：眼病、足癬。

【枕上旁線】Zhěnshàngpángxiàn

定位：在枕上正中線旁開 0.5 寸，與枕上正中線平行。屬足太陽膀胱經。

主治：皮層性視力障礙、白內障、近視眼。

【枕下旁線】Zhěnxiàpángxiàn

定位：為枕外粗隆兩側向下的垂線。自玉枕穴向下，沿皮刺 2 寸。屬足太陽膀胱經。

主治：小腦疾病引起的平衡障礙、後頭病。

（四）耳　針

耳輪穴位

【耳中】Ěrzhōng─HX1

定位：在耳輪腳處，即耳輪 1 區。

主治：呃逆、蕁麻疹、皮膚瘙癢，小兒遺尿。

【直腸】Zhícháng─HX2

定位：在耳輪腳棘前上方的耳輪處，即耳輪 2 區。

主治：便秘、腹瀉、痔瘡、脫肛。

【尿道】Niàodào—HX3

定位：在直腸上方的耳輪處，即耳輪 3 區。

主治：尿頻、尿急、尿痛、尿瀦留。

【外生殖器】Wàishēngzhíqì—HX4

定位：在對耳輪下腳前方的耳輪處，即耳輪 4 區。

主治：睪丸炎、外陰瘙癢、附睪炎。

【肛門】Gāngmén—HX5

定位：在三角窩前方的耳輪處，即耳輪 5 區。

主治：痔瘡、肛裂。

【耳尖】Ěrjiān—HX6、7

定位：在耳廓向前對折的上部尖端處，即耳輪 6、7 區
交界處。

主治：發熱、麥粒腫、急性結膜炎、高血壓。

【結節】Jiéjié—HX8

定位：在耳輪結節處，即耳輪 8 區。

主治：頭痛、眩暈、高血壓。

【輪1】Lún 1—HX9

定位：在輪結節下方的耳輪處，即耳輪 9 區。

主治：上呼吸道感染、發熱、扁桃體炎。

【輪2】Lún 2—HX10

定位：在輪 1 區下方的耳輪處，即耳輪 10 區。

主治：發熱、扁桃體炎、上呼吸道感染。

【輪3】Lún 3—HX11

定位：在輪 2 區下方的耳輪處，即耳輪 11 區。

主治：扁桃體炎、發熱、上呼吸道感染。

一、針灸經絡腧穴文字說明

【輪4】Lún 4—HX12

定位：在輪3區下方的耳輪處，即耳輪12區。

主治：上呼吸道感染、發熱、扁桃體炎。

耳舟穴位

【指】Zhǐ—SF1

定位：在耳舟上方處，即耳舟1區。

主治：手指疼痛和麻木、甲溝炎

【腕】Wǎn—SF2

定位：在指區的下方處，即耳舟2區。

主治：腕部疼痛、扭傷。

【風谿】Fēngxī—SF1、2i

定位：在耳輪結節前方，指區與腕區之間，即耳舟1、2區交界處。

主治：皮膚瘙癢、蕁麻疹、過敏性鼻炎

【肘】Zhǒu—SF3

定位：在腕區的下方處，即耳舟3區。

主治：肘部腫痛、肱骨外、內上髁炎。

【肩】Jiān—SF4、5

定位：在肘區的下方處，即耳舟4、5區。

主治：肩周炎、肩部疼痛。

【鎖骨】Suǒgǔ—SF6

定位：在肩區的下方處，即耳舟6區。

主治：肩關節周圍炎、肩關節疼痛。

對耳輪穴位

【跟】Gēn — AH1

定位：在對耳輪上腳前上部，即對耳輪 1 區。

主治：足跟病、跟腿疼痛。

【趾】Zhǐ — AH2

定位：在耳尖下方的對耳輪上腳後上部，即對耳輪 2 區。

主治：趾關節疼痛和麻木、甲溝炎。

【踝】Huái — AH3

定位：在趾、跟區下方處，即對耳輪 3 區。

主治：踝關節腫痛、踝部扭傷。

【膝】Xī — AH4

定位：在對耳輪上腳中 1/3 處，即對耳輪 4 區。

主治：膝關節疼痛、腫脹。

【髖】Kuān — AH5

定位：在對耳輪上腳下 1/3 處，即對耳輪 5 區。

主治：髖部疼痛、坐骨神經痛。

【坐骨神經】Zuògǔshénjīn — AH6

定位：在對耳輪下腳的前 2/3 處，即對耳輪 6 區。

主治：坐骨神經痛。

【交感】Jiāogǎn — AH6a

定位：在對耳輪下腳末端與耳輪內緣相交處，即對耳輪 6 區前端。

主治：胃腸痙攣、植物神經功能紊亂。

【臀】Tún — AH7

定位：在對耳輪下腳的後 1/3 處。

主治：臀筋膜炎、坐骨神經痛。

【腹】Fù — AH8

定位：在對耳輪體前部上 2/5 處，即對耳輪 8 區。

主治：腹脹、腹痛、腹瀉、急性腰扭傷。

【腰骶椎】Yāodìzhuī — AH9

定位：在腹區後方，即對耳輪 9 區。

主治：腰骶部疼痛。

【胸】Xiōng — AH10

定位：在對耳輪體前部中 2/5 處，即對耳輪 10 區。

主治：胸悶、胸肋腹痛、乳腺炎。

【胸椎】Xiōngzhuī — AH11

定位：在胸區後方，即對耳輪 11 區。

主治：乳腺炎、胸肋脹痛、缺乳。

【頸】Jǐng — AH12

定位：在對耳輪體前部下 1/5 處，即對耳輪 12 區。

主治：落枕、頸項疼痛、頸椎病。

【頸椎】Jǐngzhuī — AH13

定位：在頸區後方，即對耳輪 13 區。

主治：頸椎綜合症、落枕。

三角窩穴位

【角窩上】Jiǎowōshàng — TF1

定位：在三角窩前 1/3 的上部。

主治：高血壓。

【內生殖器】Nèishéngzhíqì—TF2

定位：在三角窩前 1/3 的下部。

主治：遺精、早洩、痛經、月經不調、帶下。

【角窩中】Jiǎowōzhōng—TF3

定位：在三角窩中 1/3 處。

主治：哮喘

【神門】Shénmén—TF4

定位：在三角窩後 1/3 的上部。

主治：失眠、多夢、戒斷綜合徵。

【盆腔】Pénqiāng—TF5

定位：在三角窩後 1/3 的下部。

主治：盆腔炎。

耳屏穴位

【上屏】Shàngpíng—TG1

定位：在耳屏外側面上 1/2 處。

主治：咽炎、鼻炎。

【下屏】Xiàpíng—TG2

定位：在耳屏外側面下 1/2 處。

主治：鼻炎、鼻塞。

【外耳】Wàiěr—TG10

定位：在屏上切跡前方近耳輪部。

主治：耳鳴、中耳炎、外耳道炎。

【屏尖】Píngjiān—TG1p

定位：在耳屏游離緣上部尖端。

主治：發熱、牙痛。

【外鼻】Wàibí—TG1、2i

定位：在耳屏外側面中部。

主治：鼻炎、鼻前庭炎。

【腎上腺】Shènshàngxiàn—TG2p

定位：在耳屏游離緣下部尖端。

主治：低血壓、風濕性關節炎、腮腺炎。

【咽喉】Yānhōu—TG3

定位：在耳屏內側面上 1/2 處。

主治：咽喉炎、扁桃體炎、聲音嘶啞。

【內鼻】Nèibí—TG4

定位：在耳屏內側面下 1/2 處。

主治：鼻衄、鼻炎、副鼻竇炎。

【屏間前】Píngjiānqián—TG21

定位：在屏間切跡前方耳屏最下部。

主治：鼻咽炎、上頜炎、口腔炎。

針灸腧穴便覽

$$\boxed{\text{對耳屏穴位}}$$

【額】É—AT1

定位：在對耳屏外側面的前部。

主治：偏頭痛、頭暈。

【屏間後】Píngjiānhòu—AT11

定位：在屏間切跡後方對耳屏前下部。

主治：額竇炎。

【顳】Niè — AT2

定位：在對耳屏外側面的中部。

主治：偏頭痛、頭暈。

【枕】Zhěn — AT3

定位：在對耳屏外側面的後部。

主治：頭暈、頭痛、癲癇、哮喘、神經衰弱。

【皮質下】Pízhìxià — AT4

定位：在對耳屏內側面。

主治：痛症、神經衰弱、假性近視、失眠。

【對屏尖】Duìpíngjiān — AT1、2、4i

定位：在對耳屏游離緣的尖端。

主治：哮喘、腮腺炎、睪丸炎、神經性皮炎。

【緣中】Yuánzhōng — AT2、3、4i

定位：在對耳屏游離緣上，對屏尖與輪屏切跡之中點處。

主治：遺尿、內耳眩暈症、尿崩症、崩漏。

【腦幹】Nǎogàn — AT3、4i

定位：在輪屏切跡處。

主治：眩暈、後頭痛、假性近視。

（ 耳甲穴位 ）

【口】Kou — CO1

定位：在耳輪腳下方前 1/3 處。

主治：面癱、口腔炎、戒斷綜合徵、舌炎。

【食道】Shídào—CO2

定位：在耳輪角下方前 1/3 處。

主治：食管炎、食管痙攣。

【賁門】Pēnmén—CO3

定位：在耳輪腳下方後 1/3 處。

主治：賁門痙攣、神經性嘔吐。

【胃】Wèi—CO4

定位：在耳輪腳消失處。

主治：胃痙攣、胃炎、胃潰瘍、噁心嘔吐。

【十二指腸】Shíèrzhǐcháng—CO5

定位：在耳輪腳及部分耳輪與 AB 線之間的後 1/3 處。

主治：十二指腸潰瘍、腹脹、腹瀉、腹痛。

【小腸】Xiǎocháng—CO6

定位：在耳輪腳及部分耳輪與 AB 線之間的中 1/3 處。

主治：消化不良、腹痛、腹脹、心動過速。

【大腸】Dàcháng—CO7

定位：在耳輪腳及部分耳輪與 AB 線之間的前 1/3 處。

主治：腹瀉、便秘、咳嗽、牙痛、痤瘡。

【闌尾】Lánwěi—CO6、7i

定位：在小腸區與大腸區之間。

主治：闌尾炎、腹瀉。

【艇角】Tíngjiǎo—CO8

定位：在對耳輪下腳下方前部。

主治：前列腺炎、尿道炎。

【膀胱】Pángguāng—CO9

定位：在對耳輪下腳下方中部。

針灸腧穴便覽

主治：膀胱炎、遺尿、尿瀦留、腰痛。

【腎】Shèn—CO10

定位：在對耳輪下腳下方後部。

主治：耳鳴耳聾、遺尿、哮喘、生殖系疾病。

【輸尿管】Shūniàoguǎn—CO9、10i

定位：在腎區與膀胱區之間。

主治：輸尿管結石。

【胰膽】Yídǎn—CO11

定位：在耳甲艇的後上部。

主治：膽囊炎、膽石症、急慢性胰腺炎。

【肝】Gān—CO12

定位：在耳甲艇的後下部。

主治：脇痛、更年期綜合徵、眩暈、近視。

【艇中】Tíngzhōng—CO6、10i

定位：在小腸區與腎區之間。

主治：腹痛、腹脹、膽道蛔蟲症、腮腺炎。

【脾】Pí—CO13

定位：在 BD 線下方，耳甲腔的後上部。

主治：腹脹、腹瀉、便秘、崩漏、眩暈、帶下。

【心】Xīn—CO15

定位：在耳甲腔正中凹陷處。

主治：心絞痛、心律不整、口舌生瘡。

【氣管】Qìguǎn—CO16

定位：在心區與外耳門之間。

主治：咳嗽、哮喘。

一、針灸經絡腧穴文字說明

【肺】Fèi—CO14
定位：在心、氣管區周圍處。
主治：咳嗽、聲嘶、戒斷綜合徵、便秘、座瘡。
【三焦】Sānjiāo—CO17
定位：在外耳門後下，肺與內分泌區之間。
主治：腹脹、水腫、便秘、上肢外側疼痛。
【內分泌】Nèifēnmì—CO18
定位：在耳屏切跡內，耳甲腔的前下部。
主治：痛經、更年期綜合症，月經不調。

耳垂穴位

【牙】Yá—LO1
定位：在耳垂正面前上部。
主治：牙痛、牙周炎、低血壓。
【舌】Shé—LO2
定位：在耳垂正面中上部。
主治：舌炎、口腔炎、口腔潰瘍。
【頜】Hé—LO3
定位：在耳垂正面後上部。
主治：顳頜關節功能紊亂、牙痛。
【垂前】Chuíqián—LO4
定位：在耳垂正面前中部。
主治：神經衰弱、牙痛。
【眼】Yǎn—LO5
定位：在耳垂正面中央部。

主治：假性近視、急性結膜炎、麥粒腫。

【內耳】Nèiěr—LO6

定位：在耳垂正面後中部。

主治：耳鳴、內耳眩暈症、聽力減退。

【面頰】Miànjiá—LO5、6i

定位：在耳垂正面眼區與內耳區之間。

主治：三叉神經痛、周圍性面癱、痤瘡。

【扁桃體】Biǎntáotǐ—LO7、8、9

定位：在耳垂正面下部。

主治：扁桃體炎、咽喉炎。

$$\boxed{耳背穴位}$$

【耳背心】Ěrbèixīn—P1

定位：在耳背上部。

主治：心悸、失眠、多夢。

【耳背肺】Ěrbèifèi—P2

定位：在耳背中內部。

主治：咳嗽、哮喘、皮膚瘙癢。

【耳背脾】Ěrbèipí—P3

定位：在耳背中央部。

主治：納呆、消化不良、便溏、胃脘脹痛。

【耳背肝】Ěrbèigān—P4

定位：在耳背中外部。

主治：肋痛、膽石癥、膽中炎。

一、針灸經絡腧穴文字說明

【耳背腎】Ěrbèishèn — P5

定位：在耳背下部。

主治：神經衰弱、眩暈、頭痛。

【耳背溝】Ěrbèigōu — PS

定位：在對耳輪溝和對耳輪上、下腳溝處。

主治：高血壓、皮膚瘙癢。

耳根穴位

【上耳根】Shàngěrgēn — R1

定位：在耳根最上處。

主治：鼻衄。

【耳迷根】Ěrmígēn — R2

定位：在耳輪腳後溝的耳根處。

主治：膽囊炎、膽石症、心律不整、腹痛。

【下耳根】Xiàěrgēn — R3

定位：在耳根最下處。

主治：低血壓。

二、常用針灸歌賦

(一) 骨度分寸歌

用針取穴必中的，全身骨度君宜悉；
前後髮際一尺二，完骨之間九寸別；
天突下九到胸歧，歧至臍中八寸厘，
臍至橫骨五等分，兩乳之間八寸宜，
脊柱腧穴椎間取，腰背諸穴依此列，
橫度悉依同身寸，胛邊脊中三寸別，
腋肘橫紋九寸設，肘腕之間尺二折，
橫輔上廉一尺八，內輔內踝尺三說，
髀下尺九到膝中，膝至外踝十六從，
外踝尖至足底下，骨度折作三寸通。

(二) 十二經穴歌

1. 手太陰肺經（共 11 穴）

手太陰肺十一穴，中府雲門天府訣，
俠白之下是尺澤，孔最下行接列缺，
更有經渠與太淵，魚際少商一分許。

2. 手陽明大腸經（共 20 穴）

手陽明穴起商陽，二間三間合谷藏，
陽谿偏歷復溫溜，下廉上廉三里長，
曲池肘髎五里近，臂臑肩髃巨骨當，

天鼎扶突禾髎接，鼻旁五分號迎香。

3. 足陽明胃經（共 45 穴）

四十五穴足陽明，承泣四白巨髎經，
地倉大迎頰車對，下關頭維和人迎，
水突氣舍連缺盆，氣戶庫房屋翳屯，
膺窗乳中延乳根，不容承滿梁門起，
關門太乙滑肉門，天樞外陵大巨存，
水道歸來氣衝穴，髀關伏兔走陰市，
梁丘犢鼻足三里，上巨虛連條口位，
下巨虛連上豐隆，解谿衝陽陷谷中，
又次內庭屬兌穴，大趾次趾之端終。

4. 足太陰脾經（共 21 穴）

足太陰經脾中州，隱白在足大趾頭，
大都太白公孫盛，商丘三陰交可求，
漏谷地機陰陵泉，血海箕衝二門開，
腹舍腹結大橫排，腹哀食竇天谿連，
胸鄉周榮大包盡，二十一穴太陰全。

5. 手少陰心經（共 9 穴）

九穴心經手少陰，極泉青靈少海深，
靈道通里陰郄邃，神門少府少衝尋。

6. 手太陽小腸經

手太陽經十九穴，少澤前谷後谿數，

腕骨陽谷養老強，支正小海外輔肘，
肩貞臑俞接天宗，髎外秉風曲垣首，
肩外俞連肩中俞，天窗乃與天容偶，
銳骨之尖上顴髎，聽宮耳前珠上走。

7. 足太陽膀胱經（共 67 穴）

足太陽穴六十七，晴明內眥陷中取，
拈竹眉衝與曲差，五處等半上承光，
通天絡卻玉枕後，天柱後際大筋旁，
第一大杼二風門，三椎肺俞四厥陰，
心五督六膈俞七，九肝十膽仔細尋，
十一脾俞十二胃，十三三焦十四腎，
十五氣海大十六，七八關元小腸分，
十九膀胱廿中膂，廿一椎旁白環生，
上髎次髎中復下，八髎骶骨八孔當，
會陽尾骨端外取，附分挾脊第二行，
魄戶膏肓及神堂，譩譆膈關魂門當，
陽綱意舍與胃倉，肓門志室續胞肓。
二十一椎秩邊坊，承扶脊橫紋中央，
殷門浮郄到委陽，委中合陽承筋鄉，
承山飛揚踝跗陽，崑崙僕參申脈忙，
金門京骨束骨接，通谷至陰小趾旁。

8. 足少陰腎經（共 27 穴）

足少陰穴二十七，湧泉然谷太谿溢，
大鐘水泉照海明，復溜交信築賓接，

陰谷脛骨内踝後，以上從足走上膝，
橫骨大赫連氣穴，四滿中注肓俞列，
商曲石關陰都連，通谷幽門半寸辟，
步郎神封及靈墟，神藏俞中俞府畢。

9. 手厥陰心包經

九穴心包手厥陰，天池天泉曲澤深，
郄門間使內關對，大陵勞宮中衝尋。

10. 手少陽三焦經（23穴）

二十三穴手少陽，關衝液門中渚旁，
陽池外關支問正，會宗三陽四讀長，
天井清冷淵消濼，臑會肩髎天髎堂，
天牖翳風瘈脈青，顱息角孫耳門鄉，
和髎接前絲竹穴，三焦經穴此推詳。

11. 足少陽膽經（共44穴）

足少陽經瞳子髎，四十四穴行迢迢，
聽會上關頷厭集，懸顱懸厘曲鬢翹，
率谷天衝浮白次，竅陰完骨本神邀，
陽白臨泣目窗辟，正營承靈腦空搖，
風池肩井淵腋部，輒筋日月京門標，
帶脈五樞維道續，居髎環跳風市招，
中瀆陽關陽陵泉，陽交外丘光明青，
陽輔懸鐘丘墟外，足臨泣下蹠骨間，
地五會連俠谿穴，足竅陰在四趾角。

12. 足厥陰肝經（共 14 穴）

一十四穴足厥陰，大敦行間太衝侵，
中封蠡溝中都近，膝關曲泉陰包臨，
五里陰廉急脈穴，章門常對期門深。

(三) 奇經八脈經穴歌

1. 督脈經（共 28 穴）

督脈廿八行於脊，長強腰俞陽關穴，
命門懸樞接脊中，中樞筋縮至陽逸，
靈台神道身柱長，陶道大椎平肩列，
啞門風府上腦戶，強間後頂百會率，
前頂囟會下上星，神庭素髎水溝系，
兌端口開唇中央，齦交唇內齒縫間。

2. 任脈經（共 24 穴）

任脈廿四起會陰，曲骨中極關元存，
石門氣海陰交生，神闕一寸上水分，
下脘建里中上脘，巨闕鳩尾步中庭，
膻中玉堂連紫宮，華蓋璿璣天突逢，
廉泉承漿任脈終，十四經穴已皆盡。

3. 沖脈經

沖脈分寸同少陰，起於橫骨至幽門，

上行每穴皆一寸，穴開中行各五分。

4. 帶脈經

帶起少陽帶脈穴，繞行五樞維道間，
京門之下居髎上，周回季肋束帶然。

5. 陽蹻脈

陽蹻脈起足太陽，申脈外踝五分藏，
僕參後繞跟骨下，跗陽外踝三寸鄉，
居髎監骨上陷取，肩髃一穴肩尖當，
肩上上行名巨骨，肩胛之上臑俞坊，
口吻旁四地倉位，鼻旁八分巨髎疆，
目下七分是承泣，目内眥出睛明昂。

6. 陰蹻脈

陰蹻脈起足少陰，足内踝步然谷尋，
踝下一寸照海陷，踝上二寸交信真，
目内眥外宛中取，睛陰一穴甚分明。

7. 陽維脈

陽維脈起足太陽，外踝一寸金門藏，
踝上七寸陽交外，肩後胛上臑俞當，
天髎穴在缺盆上，肩上陷中肩井鄉，
本神入髮四分許，眉上一寸陽白詳，
入髮五分臨泣穴，上行一寸正營場，
枕骨之下腦空位，風池耳後陷中藏，

項後入髮啞門穴，入髮一寸風府疆。

8. 陰維脈

陰維脈起足少陰，內踝之後尋築賓，
少腹之下稱府舍，大橫平臍是穴名，
此穴去中方四寸，行至乳下腹哀明，
期門直乳二肋縫，天突結喉下一寸。

(四)十二經氣血多少歌

多氣多血爲陽明，少氣太陽同厥陰，
二少太陰常少血，六經氣血分明須。

(五)十二原穴歌

膽出丘墟肝太衝，小腸腕骨是原中，
心從神門原內過，胃是衝陽氣可通，
脾出太白腸合谷，肺原本是太淵中，
膀胱京骨陽池焦，腎乃太谿大陵包。

(六)十五絡穴歌

肺絡爲列缺；偏歷屬大腸；
脾乃公孫穴；豐隆胃中穴；
心絡是通里；支正歸小腸；
腎絡繫大鐘；膀胱屬飛揚；

內關心包絡；外關三焦詳；
蠡溝繫肝絡；光明膽少陽；
任脈在鳩尾；督脈在長強；
脾胃有大絡；大包虛里彰。

(七)十二募穴歌

肺募中府心巨闕；肝期脾章二門結；
腎募京門胃中脘；膀胱中極膽日月；
大腸天樞小關元；三焦募穴石門得；
手厥陰經何所尋；心包膻中是募穴。

(八)十六郄穴歌

肺郄孔最大溫溜，胃郄膝上覓梁丘，
地機脾郄心陰郄，養老小腸銳骨求，
膀胱金門腎水泉，心包絡郄郄門遊，
會宗穴是三焦郄，肝郄中都膽外丘。
十二經郄已述明，好把奇經再推尋，
跗陽陽蹻交信陰，陽交陽維郄已具，
築賓原是陰維郄，其餘四經不必尋。

(九)八會穴歌

藏會章門腑中脘，髓會絕骨筋陵泉，
血會膈俞骨大杼，氣會膻中脈太淵。

(十)回陽九針歌

啞門勞宮三陰交，湧泉太谿中脘接，
環跳三里合谷併，此是回陽九針穴。

(十一)下合穴歌

手足陽明經，上巨三里真；
手足太陽經，下巨委中尋；
手足少陽經，委陽陽陵同。

(十二)五俞穴歌

少商魚際與太淵，經渠尺澤肺相連。
商陽二三間合谷，陽谿曲池大腸牽。
隱白大都太白脾，商丘陰陵泉要知。
厲兌內庭陷谷胃，衝陽解谿三里隨。
少衝少府屬於心，神門靈道少海尋。
少澤前谷後谿腕，陽谷小海小腸經。
湧泉然谷與太谿，復溜陰谷腎所宜。
至陰通谷束京骨，崑崙委中膀胱知。
中衝勞宮心包絡，大陵間使傳曲澤。
關衝液門中渚焦，陽池支溝天井索。
大敦行間太衝看，中封曲泉屬於肝。
竅陰俠谿臨泣膽，丘墟陽輔陽陵泉。

(十三)八穴交會歌

內關相應是公孫，外關臨泣總相同，
列缺交經通照海，後谿申脈亦相從。

(十四)八脈交會主病歌

公孫沖脈胃心胸，內關陰維下總同，
臨泣膽經連帶脈，陽蹻目銳外關逢，
後谿督脈內眥頸，申脈陽蹻絡亦通，
列缺任脈行肺系，陰蹻照海膈喉嚨。

(十五)俞穴歌

胸三肺俞四厥陰，心五肝九膽十臨；
十一脾俞十二胃，腰一三焦腰二腎；
腰四骶一大小腸，膀胱骶二椎外尋。

(十六)十二井穴歌

十二井穴手指端，急救瀉熱功不凡；
中風猝倒不醒事；快刺出血把生還。

(十七) 十三鬼穴歌

十三鬼穴有水溝，少商隱白大陵求，
申脈風府頰車是，承漿勞宮上星收，
陰下中縫男會陰，玉門頭穴乃女流，
更有曲池不能少，癲狂鬼祟免愁憂。

(十八) 四總穴歌

肚腹三里留，腰背委中求，
頭項尋列缺，面口合各收。

(十九) 十四經要穴主治歌

頭　部

百會主治卒中風，兼治癲癇兒病驚，
大腸下氣脫肛病，提補諸陽氣上升。
神庭主灸羊癇風，目眩頭病灸腦空，
翳風專刺耳聾病，兼刺瘰病項下生。
上星通天主鼻淵，瘜肉痔塞灸能痊，
兼治頭風目諸疾，炷如小麥灼相安。
啞門風府只宜刺，中風舌緩不能言，
頸項強急及瘈瘲，頭風百病與傷寒。
頭維主刺頭風疼，目痛如脫淚不明，

禁灸隨皮三分刺，兼刺攢竹更有功。
率谷酒傷吐痰眩，風池主治肺中寒，
兼治偏正頭疼痛，頰車落頰風自瘥。
臨泣主治鼻不通，眵𥉃冷淚云翳生，
驚癇反視卒暴厥，日晡發瘧脇下疼。
水溝中風口不開，中惡癲癇口眼歪，
刺治風水頭面腫，灸治兒風急慢災。
承漿主治男七疝，女子瘕聚兒緊唇，
偏風不遂刺之效，消渴牙疳灸功深。
迎香主刺鼻失臭，兼刺面癢若蟲行，
先補後瀉三分刺，此穴須知禁火攻。
口眼歪邪灸地倉，頰腫唇弛牙噤強，
失音不語目不閉，瞤動視物目䀮䀮。
聽會主治耳聾鳴，兼刺迎香功最靈，
中風瘈瘲喎斜病，頰車脫臼齒根疼。
聽宮主治耳聾鳴，睛明攢竹目昏蒙，
迎風流淚皆癢痛，雀目攀睛白翳生。

胸腹部

膻中穴主灸肺癰，咳嗽哮喘及氣癭，
巨闕九種心疼病，痰飲吐水息賁寧。
上脘奔豚與伏梁，中脘主治脾胃傷，
兼治脾病瘧痰暈，痞滿翻胃盡安康。
水分脹滿臍突硬，水道不利灸之良，
神闕百病老虛瀉，產脹溲難兒脫肛。
氣海主治臍下氣，關元諸虛瀉濁遺，

中極下元虛寒病，一切癏冷總皆宜。
天樞主灸脾胃傷，脾瀉痢疾甚相當，
期門主治奔豚病，上氣咳逆胸背疼。

背　部

腰俞主治腰脊痛，冷痹強急動作難，
腰下至足不仁冷，婦人經病溺赤痊。
至陽專灸黃疸病，兼灸痞滿喘促聲，
命門老虛腰痛證，更治脫肛痔腸風。
膏肓一穴灸勞傷，百損諸虛無不良，
此穴禁針憔宜艾，千金百壯效非常。
風門主治易感風，風寒痰嗽吐血紅，
兼治一切鼻中病，艾火多加嗅自通。
肺俞內傷嗽吐紅，兼灸肺痿與肺癰，
小兒龜背亦堪灸，肺氣舒通背自平。
膈俞主治胸脇病，兼灸痰瘧痃癖攻，
更治一切失血證，多加艾灼總收功。
肝俞主灸積聚病，兼灸氣短語聲輕，
更同命門一併灸，能便皆目復重明。
膽俞主灸脇滿嘔，驚悸臥睡不能安，
兼灸酒疸目黃色，面發赤斑灸自痊。
腎俞主灸下元虛，令人有子效多奇，
兼灸吐血聾腰病，女疸婦帶不能遺。

手　部

列缺主治嗽寒痰，偏正頭病治自痊，

男子五淋陰中痛，尿血精出灸便安。
少商惟針又鵝痹，血出喉開動最奇，
靈道主治心疼病，瘛瘲暴瘖不出聲。
神門主治悸怔忡，呆癡中惡恍惚驚，
兼治小兒驚癇證，金針補瀉疾安寧。
內關主刺氣塊攻，兼灸心胸脇痛疼，
勞熱瘧疾審補瀉，金針抽動立時寧。
合谷主治破傷風，痹痛筋急針止疼，
兼治頭上諸般病，水腫產難小兒驚。
曲池主治是中風，手攣筋急痛痹風，
兼治一切瘧疾病，先寒後熱自然平。
肩井一穴治仆傷，肘臂不舉淺刺良，
肩髃主治癱瘓疾，手攣肩腫效非常。
外關主治藏府熱，肘臂脇肋五指疼，
瘰癧結核連胸頸，吐衄不止血妄行。

足　部

三陰交治痞滿堅，痼冷疝氣腳氣纏，
兼治不孕及難產，遺精帶下淋瀝痊。
血海主治諸血疾，兼治諸瘡病自輕，
陰陵泉治脇腹滿，刺中下部盡皆鬆。
湧泉主刺足心熱，兼刺奔豚疝氣疼，
血淋氣痛疼難忍，金針瀉動自安寧。
太谿主治消渴病，兼治房勞不稱情，
婦人水蠱胸脇滿，金針刺後自安寧。
太衝主治腫脹滿，行動艱辛步履難，

兼治霍亂吐瀉證，手足轉筋灸可痊。
足三里治風濕中，諸虛耳聾上牙疼，
唾膈臌脹水腫喘，寒濕腳氣及痺風。
環跳主治中風濕，股膝筋攣腰痛疼，
委中刺血醫前證，開通經絡最相應。
陽陵泉治痺偏風，兼治霍亂轉筋疼，
承山主針諸痔漏，亦治寒冷轉筋靈。
風市主治腿中風，兩膝無力腳氣衝，
兼治渾身麻搔癢，艾火燒針皆就功。
懸鐘主治胃熱病，腹脹脅病腳氣疼，
兼治腳脛濕痺癢，足指疼痛針可仃。
丘墟主治胸脅病，牽引腰腿髀樞中，
小腹外腎腳腕痛，轉筋足脛不能行。
竅陰主治脅間痛，咳不得息熱躁煩，
癰疽頭病耳聾病，喉痺舌強不能言。

三、針灸經絡腧穴圖

1. 正體經絡圖

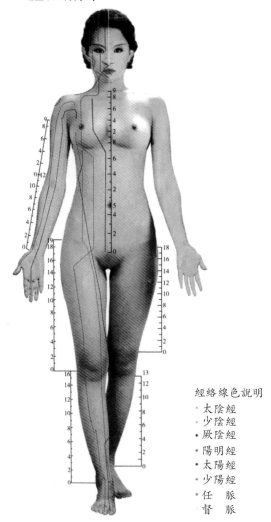

經絡線色說明
- 太陰經
- 少陰經
- 厥陰經
- 陽明經
- 太陽經
- 少陽經
- 任　脈
- 督　脈

2. 側 45 度體經絡圖　　　3. 背體經絡圖

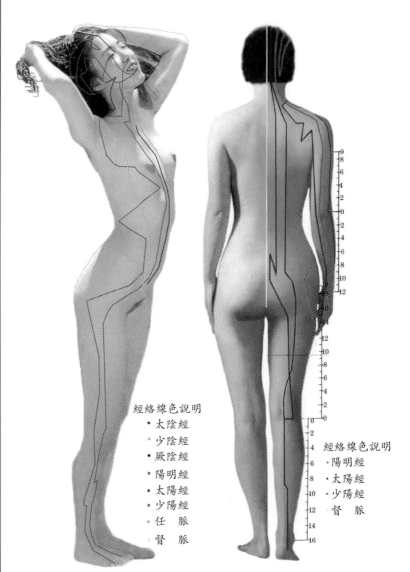

針灸腧穴便覽

經絡線色說明
- 太陰經
- 少陰經
- 厥陰經
- 陽明經
- 太陽經
- 少陽經
- 任　脈
- 督　脈

經絡線色說明
- 陽明經
- 太陽經
- 少陽經
- 督　脈

4.頭、頸部正面穴位圖

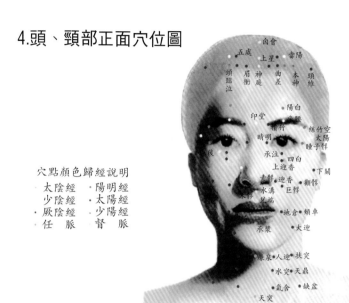

穴點顏色歸經說明
- 太陰經 ・陽明經
- 少陰經 ・太陽經
- 厥陰經 ・少陽經
- 任　脈　督　脈

5.頭、頸部側面穴位圖

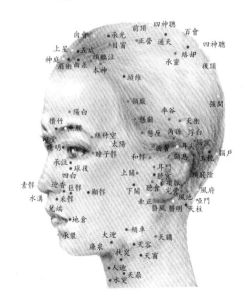

6. 頭、頸部後面穴位圖

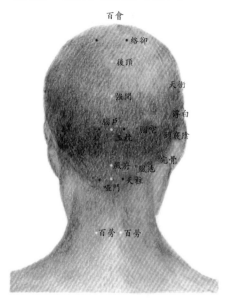

百會
絡卻
後頂
天衝
強間
浮白
腦戶
頭竅陰
玉枕　腦空
完骨
風府　風池
啞門　天柱
百勞　百勞

7. 頭頂部穴位圖

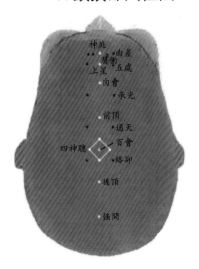

神庭
曲差
眉衝
上星　五處
囟會
承光
前頂
通天
四神聰　百會
絡卻
後頂
強間

8.軀幹正面穴位圖（1）

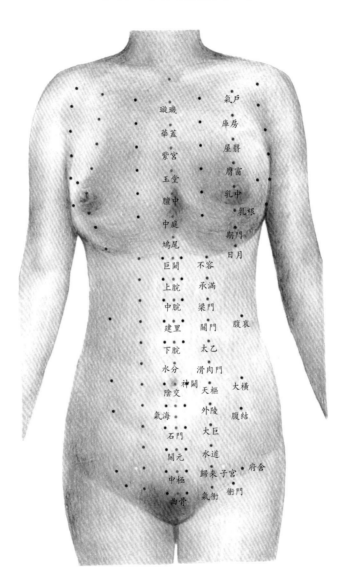

琁璣
華蓋
紫宮
玉堂
膻中
中庭
鳩尾
巨闕
上脘
中脘
建里
下脘
水分
神闕
陰交
氣海
石門
關元
中極
曲骨

氣戶
庫房
屋翳
膺窗
乳中
乳根
期門
日月
不容
承滿
梁門
關門
太乙
滑肉門
天樞
外陵
大巨
水道
歸來
氣衝

腹哀
大橫
腹結
子宮
府舍
衝門

9. 軀幹正面穴位圖（2）

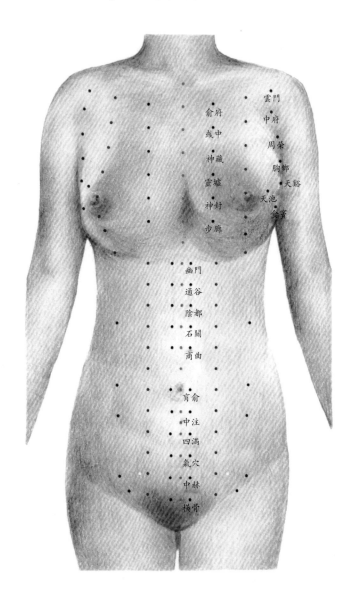

雲門
中府
周榮
胸鄉
天谿
天池
食竇

俞府
彧中
神藏
靈墟
神封
步廊

幽門
通谷
陰都
石關
商曲

肓俞
中注
四滿
氣穴
中極
橫骨

10. 軀幹側面穴位圖

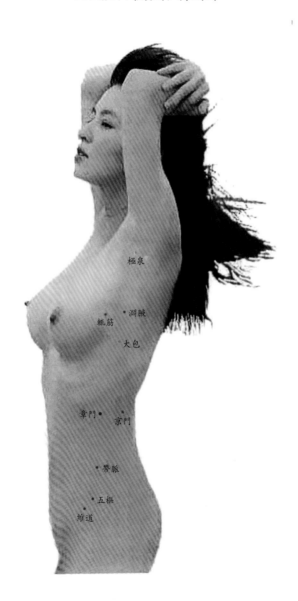

極泉

淵腋
輒筋

大包

章門 · 京門

帶脈

五樞

維道

11. 軀幹背臀穴位圖（1）

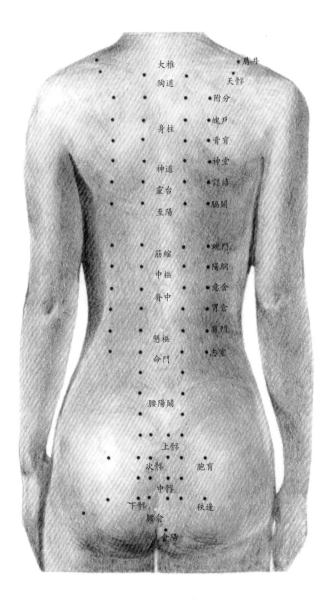

肩井
大椎
陶道
天髎
附分
魄戶
身柱
膏肓
神道
神堂
靈台
譩譆
至陽
膈關

魂門
筋縮
陽綱
中樞
意舍
脊中
胃倉
懸樞
肓門
命門
志室

腰陽關

上髎
次髎
胞肓
中髎
下髎
秩邊
腰俞
會陽

12. 軀幹背臀穴位圖（2）

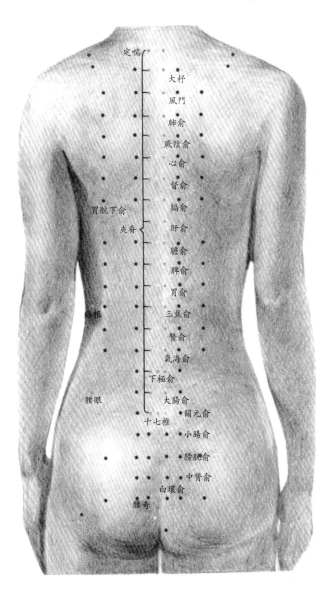

定喘
大杼
風門
肺俞
厥陰俞
心俞
督俞
膈俞
肝俞
膽俞
脾俞
胃俞
三焦俞
腎俞
氣海俞
下極俞
大腸俞
關元俞
小腸俞
膀胱俞
中膂俞
白環俞
腰奇

胃脘下俞
夾脊
痞根
腰眼
十七椎

185

13. 上肢前、掌穴位圖

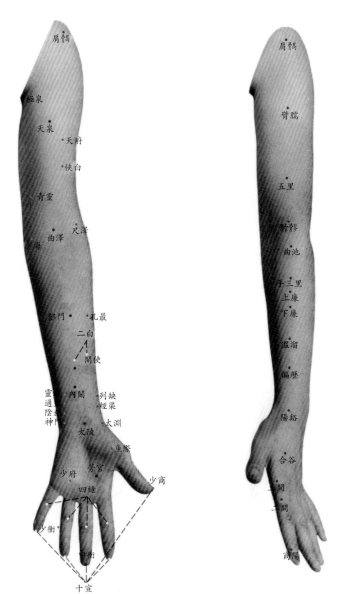

14. 上肢背側穴位圖

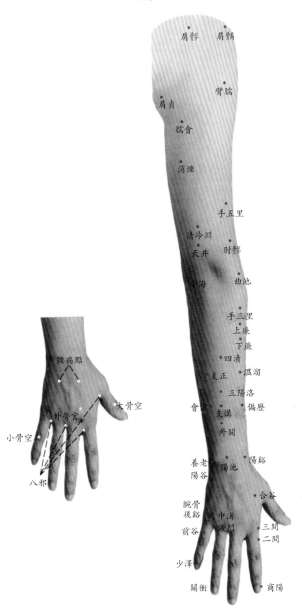

15.下肢正面穴位圖

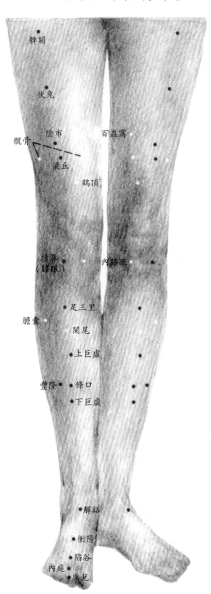

髀關

伏兔

陰市　　　百蟲窩

髖骨　　　梁丘

鶴頂

犢鼻　　　內膝眼
（膝眼）

足三里

膽囊　　　闌尾

上巨虛

豐隆　　　條口

下巨虛

解谿

衝陽

陷谷

內庭

厲兑

16. 下肢內側穴位圖

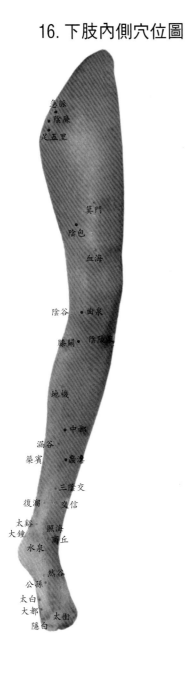

急脈
陰廉
足五里

箕門
陰包
血海

陰谷　曲泉
膝關　陰陵泉

地機

中都
漏谷
築賓　蠡溝

三陰交
復溜　交信
太谿
大鐘　照海
水泉　商丘

然谷
公孫
太白
大都　太衝
隱白

17. 下肢外側穴位圖

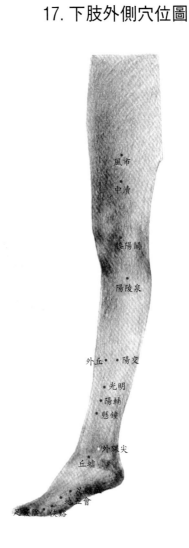

風市

中瀆

膝陽關

陽陵泉

外丘　陽交
光明
陽輔
懸鐘

外踝尖
丘墟
足臨泣
地五會
足竅陰　俠谿

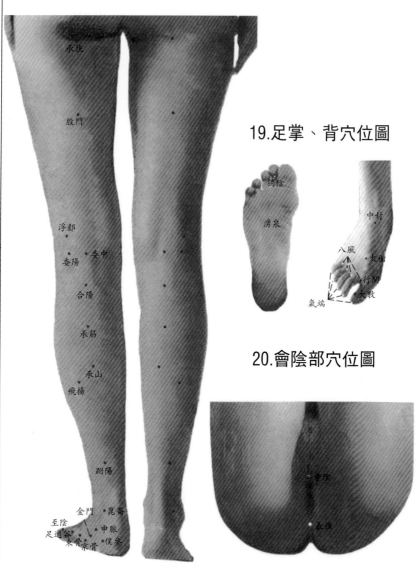

18.下肢背面穴位圖

承扶

殷門

浮郄

委陽　委中

合陽

承筋

承山

飛揚

跗陽

金門　崑崙
至陰
足通谷　申脈
束骨京骨　僕參

19.足掌、背穴位圖

獨陰

湧泉

中封

八風　太衝

行間
氣端　大敦

20.會陰部穴位圖

會陰

長強

針灸腧穴便覽

21. 頭針正面分線圖

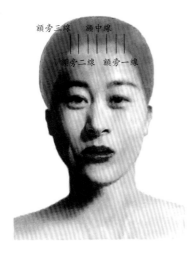

額旁三線　　額中線
額旁二線　額旁一線

22. 頭針側面分線圖

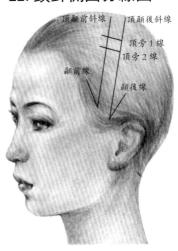

頂顳前斜線　頂顳後斜線
頂旁1線
頂旁2線
顳前線
顳後線

23. 頭針後面分線圖

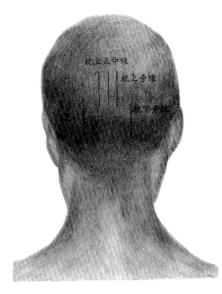

枕上正中線
枕上旁線
枕下旁線

24. 頭針頭頂分線圖

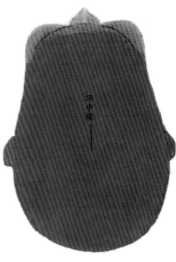

頂中線

三、針灸經絡腧穴圖

25. 耳針穴位圖

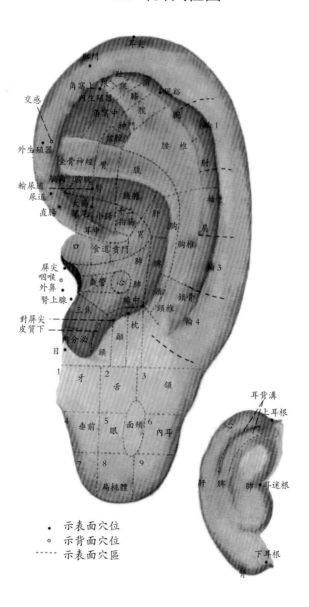

針灸腧穴便覽

示表面穴位
示背面穴位
示表面穴區

四、針灸解剖腧穴圖

26. 頭側面肌肉解剖穴位圖

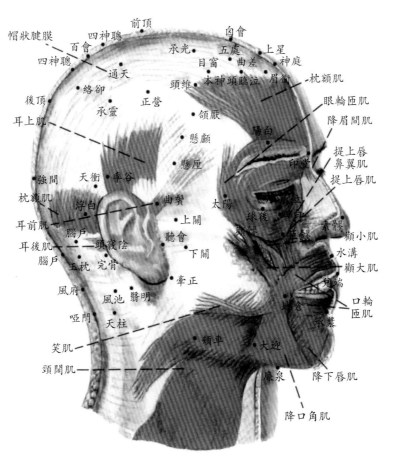

27.頭側面神經血管解剖穴位圖

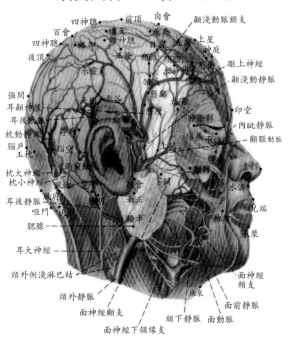

前頂　顱淺動脈額支
四神聰　囟會
通天　承光
百會　四神聰　目窗　五處　上星
四神聰　絡卻　頭臨泣　神庭
後頂　正營　頭維　本神　陽白　眉衝
承靈　領厭　　眶上神經
強間　天衝　率谷　懸顱　太陽　顱淺動靜脈
耳顳神經　　懸厘　印堂
耳後動脈　曲鬢　　　內眦靜脈
枕動靜脈　浮白　　　　顴眶動脈
腦戶　腦空　球後　承泣　　四白
玉枕　頭竅陰　　顴髎　素髎
枕大神經　　　下關　顴　　水溝
枕小神經　風池　聽會　顴髎
耳後靜脈　風府　翳明　牽正　兌端
哑門　天容　翳風　頰車　承漿
腮腺　　　地倉
耳大神經　　　　面神經頰支
頸外側淺淋巴結　廉泉　面前靜脈
頸外靜脈　頷下靜脈　面動脈
面神經顴支　面動脈
面神經下頜緣支

28. 頭頂神經血管解剖穴位圖

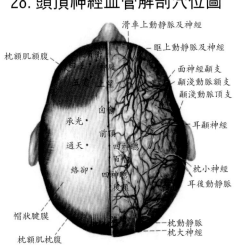

滑車上動靜脈及神經
枕額肌額腹　　眶上動靜脈及神經
曲差　神庭　　面神經顴支
五處　上星　　顱淺動脈額支
囟會　　顱淺動脈頂支
承光　前頂
通天　四神聰　耳顳神經
絡卻　百會　　枕小神經
四神聰　後頂　耳後動靜脈
帽狀腱膜　　枕動靜脈
枕額肌枕腹　枕大神經

29. 口腔內穴位圖

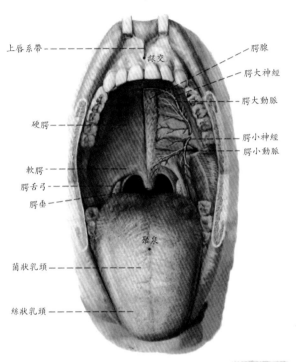

上唇系帶
齦交
硬腭
軟腭
腭舌弓
腭垂
菌狀乳頭
絲狀乳頭

腭腺
腭大神經
腭大動脈
腭小神經
腭小動脈
聚泉

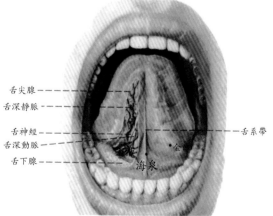

舌尖腺
舌深靜脈
舌神經
舌深動脈
舌下腺
海泉
金
舌系帶

30.軀幹正面解剖穴位圖（1）

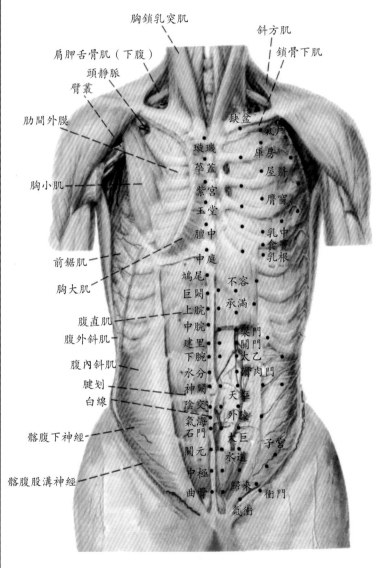

胸鎖乳突肌
斜方肌
肩胛舌骨肌（下腹）
鎖骨下肌
頭靜脈
臂叢
肋間外膜
缺盆
氣戶
璇璣
庫房
華蓋
屋翳
紫宮
膺窗
胸小肌
玉堂
膻中
乳中
乳根
前鋸肌
中庭
不容
胸大肌
鳩尾
巨闕
承滿
腹直肌
上脘
中脘
門
梁門
腹外斜肌
建里
關
太
乙
下脘
滑肉門
腹內斜肌
水分
神闕
天樞
腱划
陰交
外陵
白線
氣海
石門
大巨
子宮
髂腹下神經
關元
水道
中極
髂腹股溝神經
曲骨
歸來
衝門
氣衝

31. 軀幹正面解剖穴位圖（2）

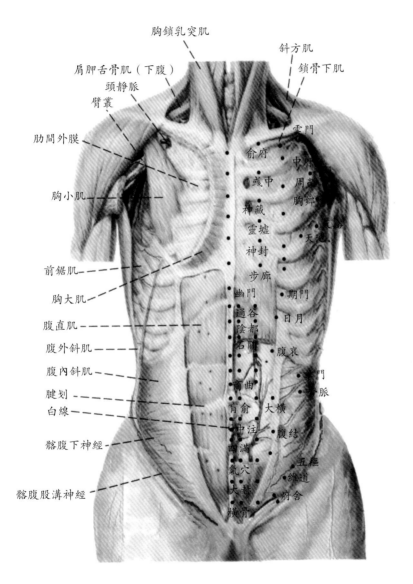

胸鎖乳突肌

斜方肌

肩胛舌骨肌（下腹）

鎖骨下肌

頭靜脈

臂叢

雲門

肋間外膜

俞府

中府

彧中

周榮

胸小肌

神藏

胸鄉

靈墟

天谿

天池

神封

步廊

前鋸肌

幽門

期門

胸大肌

通谷

日月

腹直肌

陰都

谷

腹外斜肌

石關

腹哀

腹內斜肌

章門

帶脈

腱劃

商曲

白線

肓俞

大橫

髂腹下神經

中注

腹結

四滿

氣穴

五樞

大赫

維道

髂腹股溝神經

橫骨

府舍

197

32. 軀幹側面解剖穴位圖

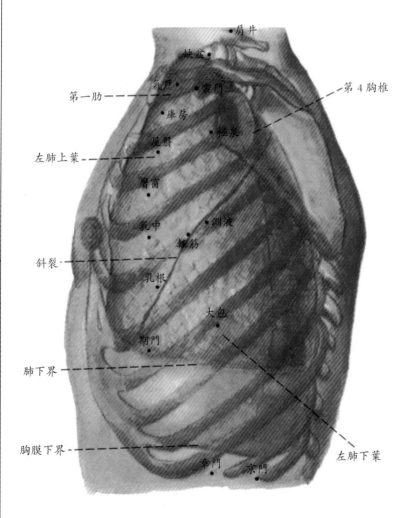

肩井
缺盆
氣戶
雲門
第一肋
第4胸椎
庫房
極泉
屋翳
左肺上葉
膺窗
乳中
淵液
輒筋
斜裂
乳根
大包
期門
肺下界
胸膜下界
左肺下葉
章門
京門

針灸腧穴

33. 軀幹背面神經解剖穴位圖

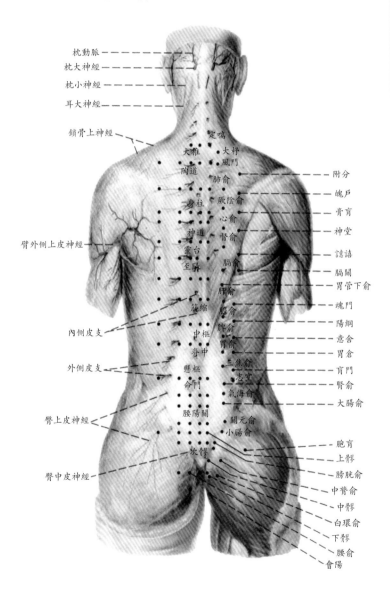

枕動脈

枕大神經

枕小神經

耳大神經

鎖骨上神經

定喘

大椎　　大杼

　　　風門

陶道

　　肺俞　　　　　　　　　附分

　　厥陰俞　　　　　　　　魄戶

身柱　　　　　　　　　　膏肓

　　心俞　　　　　　　　神堂

神道　督俞

臂外側上皮神經　　靈台　　　　　　　　譩譆

　　　　　至陽　膈俞　　　　　　膈關

　　　　　　　肝俞　　　　　胃管下俞

　　　　筋縮　　　　　　　　魂門

　　　膽俞

內側皮支　　　　　脾俞　　　　　陽綱

　　　中樞　　　　　　　　　意舍

　　　脊中　胃俞　　　　　　胃倉

　　　　　三焦俞　　　　　肓門

外側皮支　懸樞　志室

命門　　　　　　　　　腎俞

　　　氣海俞

　　　　　　　　　　　　大腸俞

腰陽關

　　　　關元俞

臀上皮神經　　　　　小腸俞

　　　　　　　　　　　　　胞肓

次髎　　　　　　　　　上髎

臀中皮神經　　　　　　　膀胱俞

　　　　　　　　　　　　中膂俞

　　　　　　　　　　　　中髎

　　　　　　　　　　　　白環俞

　　　　　　　　　　　　下髎

　　　　　　　　　　　　腰俞

　　　　　　　　　　　　會陽

199

34. 上肢上臂肌肉解剖穴位圖

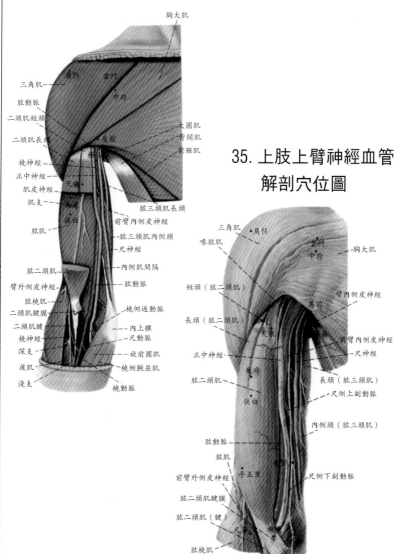

35. 上肢上臂神經血管
解剖穴位圖

針灸腧穴

圖34標示：
胸大肌
三角肌　肩髃　雲門
肱動脈　中府
二頭肌短頭
二頭肌長頭　肩前
大圓肌
背闊肌
前鋸肌
橈神經
正中神經
肌皮神經　天泉
肌支　俠白
青靈
肱三頭肌長頭
前臂內側皮神經
肱三頭肌內側頭
尺神經
內側肌間隔
肱肌
肱二頭肌
臂外側皮神經　肱動脈
肱橈肌
二頭肌腱膜
二頭肌腱　橈側返動脈
橈神經　內上髁
深支　尺動脈
後肌　旋前圓肌
淺支　橈側腕屈肌
橈動脈

圖35標示：
三角肌　肩髃
喙肱肌
雲門　中府
胸大肌
短頭（肱二頭肌）
臂內側皮神經
長頭（肱二頭肌）　肩前
前臂內側皮神經
天泉
正中神經　尺神經
肱二頭肌　長頭（肱三頭肌）
天府　尺側上副動脈
俠白
內側頭（肱三頭肌）
肱動脈
肱肌　青靈
前臂外側皮神經　手五里　尺側下副動脈
肱二頭肌腱膜
肱二頭肌（腱）
尺澤　曲澤
肱橈肌

36. 上肢前臂肌肉解剖穴位圖

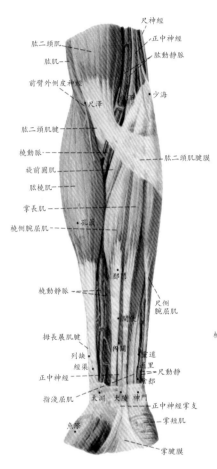

尺神經
正中神經
肱二頭肌
肱肌
肱動靜脈
前臂外側皮神經
少海
尺澤
肱二頭肌腱
橈動脈
旋前圓肌
肱二頭肌腱膜
肱橈肌
掌長肌
孔最
橈側腕屈肌
郄門
橈動靜脈
尺側腕屈肌
間使
拇長展肌腱
內關
列缺
靈道
經渠
通里
正中神經
尺動靜
陰郄
神門
指淺屈肌
太淵 大陵
正中神經掌支
掌短肌
魚際
掌腱膜

37. 上肢前臂神經血管解剖穴位圖

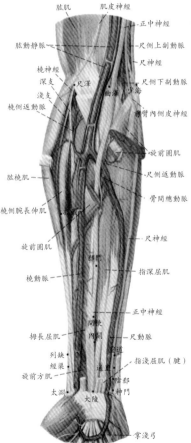

肱肌 肌皮神經
正中神經
肱動靜脈
尺側上副動脈
尺神經
橈神經
深支
淺支
尺澤
尺側下副動脈
曲澤 少海
橈側返動脈
前臂內側皮神經
旋前圓肌
肱橈肌
尺側返動脈
橈側腕長伸肌
骨間總動脈
孔最
尺神經
旋前圓肌
郄門
指深屈肌
橈動脈
正中神經
間使
拇長屈肌
內關
尺動脈
列缺
靈道
經渠
通里
指淺屈肌（腱）
旋前方肌
陰郄
太淵
大陵 神門
掌淺弓

38. 手掌肌肉神經血管解剖穴位圖

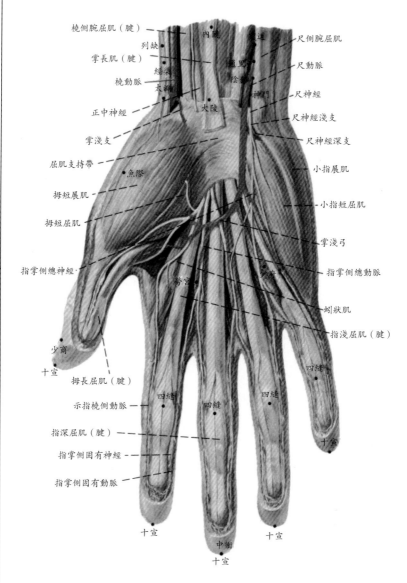

橈側腕屈肌（腱）
列缺
掌長肌（腱）
經渠
橈動脈
太淵
正中神經
掌淺支
屈肌支持帶
拇短展肌
拇短屈肌
指掌側總神經
少商
十宣
拇長屈肌（腱）
示指橈側動脈
指深屈肌（腱）
指掌側固有神經
指掌側固有動脈

內關
通里
陰郄
大陵
神門

郄道
尺側腕屈肌
尺動脈
尺神經
尺神經淺支
尺神經深支
小指展肌
小指短屈肌
掌淺弓
少府
指掌側總動脈
蚓狀肌
指淺屈肌（腱）
四縫
十宣

魚際
勞宮

四縫
四縫
四縫
中衝
十宣
十宣
十宣

39. 大腿前側肌肉神經
血管解剖穴位圖

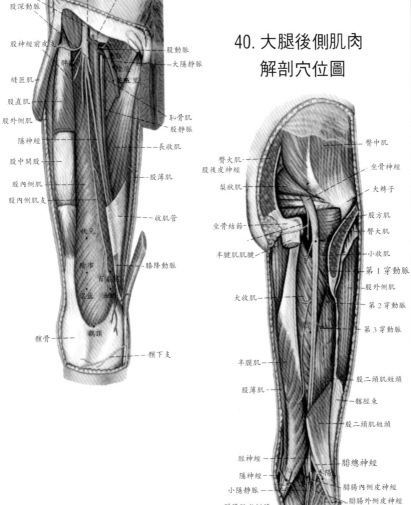

髂前上棘
腹股溝韌帶　股鞘
股神經
股深動脈
股神經前皮支
股動脈
大隱靜脈
縫匠肌
股直肌
股外側肌
恥骨肌
股靜脈
隱神經
長收肌
股中間肌
股薄肌
股內側肌
股內側肌支
收肌管
伏兔
陰市
膝降動脈
百蟲窩
梁丘　血海
髕骨
鵜頂
髕下支

40. 大腿後側肌肉
解剖穴位圖

臀中肌
臀大肌
股後皮神經
坐骨神經
梨狀肌
大轉子
坐骨結節
股方肌
臀大肌
半腱肌肌腱
小收肌
第 1 穿動脈
股外側肌
大收肌
第 2 穿動脈
第 3 穿動脈
半膜肌
股二頭肌短頭
股薄肌
髂脛束
股二頭肌短頭
脛神經
腓總神經
隱神經
委陽
小隱靜脈
腓腸肌內側皮神經
腓腸肌外側皮神經
腓腸肌內側頭
腓腸肌外側頭

四、針灸解剖腧穴圖

41. 大腿後側神經血管解剖穴位圖

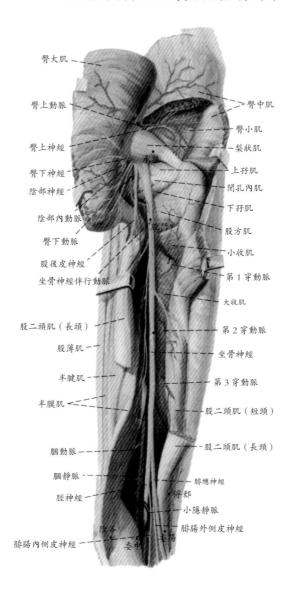

臀大肌

臀上動脈

臀上神經

臀下神經

陰部神經

陰部內動脈

臀下動脈

股後皮神經

坐骨神經伴行動脈

股二頭肌（長頭）

股薄肌

半腱肌

半膜肌

膕動脈

膕靜脈

脛神經

腓腸內側皮神經

臀中肌

臀小肌

梨狀肌

上孖肌

閉孔內肌

下孖肌

股方肌

小收肌

第1穿動脈

大收肌

第2穿動脈

坐骨神經

第3穿動脈

股二頭肌（短頭）

股二頭肌（長頭）

腓總神經

小隱靜脈

腓腸外側皮神經

承扶

殷門

浮郄

陰谷

委中

委陽

針
灸
腧
穴

42. 下肢前側肌肉解剖穴位圖

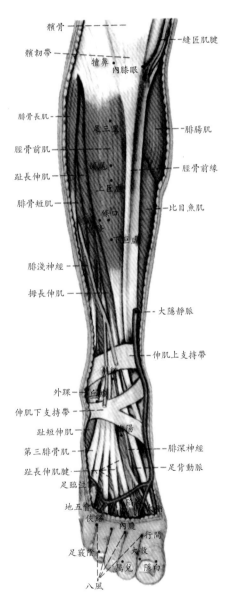

髕骨 —
髕韌帶 —
犢鼻 •
內膝眼 •
縫匠肌腱
腓骨長肌 —
足三里 •
腓腸肌
脛骨前肌 —
闌尾 •
脛骨前緣
趾長伸肌 —
上巨虛 •
腓骨短肌 —
條口 •
比目魚肌
闌尾 •
下巨虛 •
腓淺神經 —
拇長伸肌 —
大隱靜脈
伸肌上支持帶
解谿
外踝 — 丘墟 •
伸肌下支持帶 —
趾短伸肌 —
衝陽
第三腓骨肌 —
腓深神經
趾長伸肌腱 —
足背動脈
足臨泣 •
地五會 •
陷谷 太衝
俠谿 •
內庭 •
行間 •
足竅陰 •
大敦 •
厲兌 • 隱白 •
八風 •

43. 小肢外側肌肉、足背神經血管解剖穴位圖

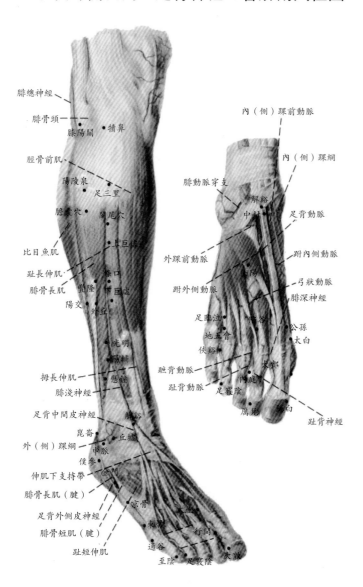

腓總神經
腓骨頭
膝陽關　　犢鼻
脛骨前肌
陽陵泉　　足三里
膽囊穴　　闌尾穴
比目魚肌　　上巨虛
趾長伸肌　　條口
腓骨長肌　豐隆　下巨虛
陽交　　外丘
光明
陽輔
拇長伸肌　　懸鐘
腓淺神經
足背中間皮神經　　跗谿
崑崙　　丘墟
外（側）踝綱
申脈
僕參　　金門
伸肌下支持帶
腓骨長肌（腱）
足背外側皮神經　　京骨
腓骨短肌（腱）
趾短伸肌

內（側）踝前動脈
內（側）踝綱
腓動脈穿支
解谿
中封　　足背動脈
外踝前動脈
跗陽　　跗內側動脈
跗外側動脈　　弓狀動脈
足臨泣　　腓深神經
地五會　　公孫
俠谿　　太白
蹠背動脈　　太都
趾背動脈　　內庭
足竅陰　　隱白
厲兌
趾背神經
束骨
通谷　　上星　　行間
至陰　　足竅陰　　大敦

206

針灸腧穴

44.小腿後側肌肉神經血管解剖穴位圖

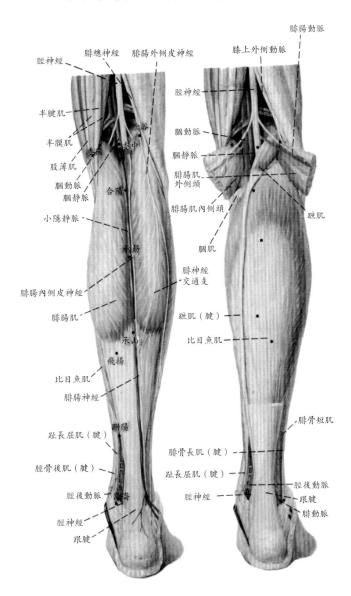

腓腸動脈

腓總神經　腓腸外側皮神經　　膝上外側動脈

脛神經

脛神經

半腱肌

半膜肌

股薄肌

膕動脈

膕靜脈

小隱靜脈

委合

委中

委陽

合陽

承筋

膕動脈

膕靜脈

腓腸肌
外側頭

腓腸肌內側頭

膕肌

腓腸內側皮神經

腓腸肌

承山

飛揚

比目魚肌

腓腸神經

跗陽

趾長屈肌（腱）

脛骨後肌（腱）

脛後動脈

築賓

脛神經

跟腱

腓神經
交通支

蹠肌（腱）

比目魚肌

腓骨長肌（腱）

趾長屈肌（腱）

脛神經

蹠肌

腓骨短肌

脛後動脈

跟腱

腓動脈

45. 足內、外側面腱鞘解剖穴位圖

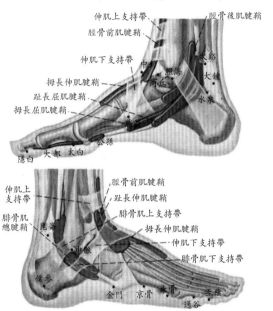

伸肌上支持帶
脛骨前肌腱鞘
伸肌下支持帶
拇長伸肌腱鞘
趾長屈肌腱鞘
拇長屈肌腱鞘
脛骨後肌腱鞘
太谿
大鐘
中封
照海
商丘
水泉
然谷
公孫
隱白 大都 太白

伸肌上
支持帶
腓骨肌
總腱鞘
脛骨前肌腱鞘
趾長伸肌腱鞘
腓骨肌上支持帶
拇長伸肌腱鞘
伸肌下支持帶
腓骨肌下支持帶
崑崙
申脈
僕參
金門 京骨 束骨
通谷
至陰

46. 足底肌肉神經血管解剖穴位圖

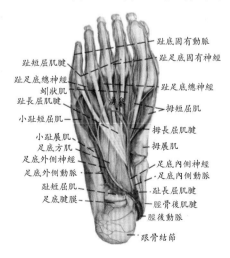

趾短屈肌腱
趾足底總神經
蚓狀肌
趾長屈肌腱
小趾短屈肌
小趾展肌
足底方肌
足底外側神經
足底外側動脈
趾短屈肌
足底腱膜
趾底固有動脈
趾足底固有神經
趾足底總神經
拇短屈肌
拇長屈肌腱
拇展肌
足底內側神經
足底內側動脈
趾長屈肌腱
脛骨後肌腱
脛後動脈
跟骨結節
湧泉

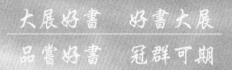

大展好書　好書大展
品嘗好書　冠群可期

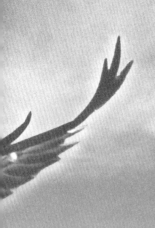

大展好書　好書大展
品嘗好書　冠群可期